ちくま文庫

いのちと放射能

柳澤桂子

筑摩書房

いのちと放射能●目次

いのちと放射能

はじめに

原子力発電に対する反対運動が盛り上がりを見せていることをたいへんうれしく思います。いろいろなものを読んでみますと、私たちは何も知らされていなかった、だまされていたのだという感をぬぐいきれません。

けれども、もし、私が経済産業省のお役人だったら、あるいは電力会社の幹部だったらこの問題を阻止できたかどうかと考え込んでしまいました。

ご存知のように、サリドマイドは妊婦が飲むと重症の奇形児が生まれることがあります。この薬は一九五七年に西ドイツで発売されました。その年に西ドイツでは、肩から直接手の出ている赤ちゃんが十五人生まれました。このような赤ちゃんは西ドイツでは、過去十年間に十五人しか生まれていませんでした。おなじような異常をもつ赤ちゃんが、一九六〇年には百人ちかく、一九六一年には数百人と爆発的に増えました。

ところが、サリドマイドがその原因であるということが認められて、薬の販売が禁止されるまでに四年もかかってしまったために、西ドイツだけで三千人余りの奇形児が生まれてしまいました。日本でも数百人の奇形児が生まれました。

アメリカでも、薬の販売会社が、国にサリドマイドの販売許可を求めました。しかし、厚生労働省にあたるような国の保健機関に勤めていたケルシー女史が、ドイツで発表されていた論文を読み、この薬はおかしいと直感しました。まだ、サリドマイドと奇形との因果関係ははっきりしていませんでしたが、ケルシー女史は「あやしいものは許可しない」という信念をつらぬきました。そのお陰で、アメリカではサリドマイド児はひとりも生まれませんでした。ケルシー女史にはケネディ大統領から勲章が贈られました。

誰もがケルシー女史のように正義感強く、勇敢になれるとよいのですが、私自身、まったく自信がありません。勇敢であるだけでなく、彼女は勉強家でもあったのです。外国の文献をきちんと読んで、正しい勘を働かせたのです。

原子力問題においても、この人間の弱さがいちばん問題なのではないでしょうか。大きな組織に組み込まれると、個人の意志とは関係なく、不本意な動きをさせられてしまうことがあります。

原子力問題でいちばんの悪者はいったい誰なのでしょう。

原子力を発見した科学者でしょうか。

原子力発電を考案した人でしょうか。

それを使おうとした電力会社でしょうか。

それを許可した国でしょうか。

そのおそろしさに気づかなかった国民でしょうか。

そのように考えてきて、私はふと、私がいちばん悪かったのではないかと気がつき、りつ然としました。

私は放射線が人体にどのような影響をおよぼすかをよく知っていました。

放射能廃棄物の捨て場が問題になっていることも知っていました。

けれども、原子力発電のおそろしさについては私はあまりにも無知でした。

たしかに各国の政府は原子力発電が安全なものであると宣伝しました。けれども私もこの歳まで生きて、政治というものがどういうものか知らなかったとはいえません。

スリーマイル島の事故のとき、それをどれだけ深刻に受け止めたでしょうか。人間のすることにミスはつきものであることは、いやというほど知っていたはずです。

そして、さらに、チェルノブイリの事故が起こってしまいました。

分解された人間が
ここまでたどった旅路の果に
やっぱり待っていた
この黒い死の弥撒《ミサ》
海のむこうから流れてくる
熱い物理学の雨の歌だ

（村野四郎「暗い雨のなかで」より）

いまや原子力発電のおそろしさは歴然としています。この事故が起こったことはたいへん不幸なことでしたが、それを不幸なできごとに終わらせないために、いま私は何をすべきかということを真剣に考えました。
本当はもう遅いのかもしれません。でも過去の過ちを悔いていてもしかたがありません。いま私がすべきであると思うことにすべてをかけてみるしかありません。

「いまからでも、おそくない」と信じて。

盛り上がる国民の反原発運動に対して、国や電力会社は感情論であるという見解を振りかざしています。たしかに、自分の目で確認できないことに関して、私たちは何を信じてよいかわからなくなることがあります。

ただひとつ、私は生命科学を研究してきたものとして、はっきりと言えることがあります。それは「放射能は生き物にとって非常におそろしいものである」ということです。そのことをひとりでも多くの方に理解していただくように努めることが「私のいま、なすべきことである」と思います。

では、なぜ放射能はおそろしいのでしょうか。そのことをこれから誰にでもわかっていただけるように説明したいと思います。

私たちは星のかけらでできています

私たちの住んでいる宇宙の始まりは、火の玉であったと考えられています。今から、百五十億年ほど前に、この火の玉は大爆発を起こしました。火の玉はみるみる膨らんで、十の六乗分の一秒後には、今の太陽系ぐらいの大きさになっていました。宇宙には、原子核を作っている陽子や中性子や中間子がすでにできていました。

爆発後七十万年たったところで、原子核と電子が結びついて原子ができます。四十億年たつと初めて星ができ、百億年後に太陽系が誕生します。

星の中には、水素原子がたくさん含まれていますが、水素の原子核がたくさん集まってくると、その重みでまんなかの水素が押しつぶされて温度があがります。そして、一千万度くらいになると、核融合反応が起こって、ヘリウムの原子核ができます。

ヘリウムがたまってくると、中心のヘリウムが押しつぶされて、その熱で核融合反応が起こり、炭素と酸素がつくられます。

このような星が爆発すると、水素や炭素や酸素やヘリウムが星間物質として宇宙に飛び散り、やがてできてくる新しい星の芽となります。

私たちの住んでいる地球も、このような星間物質がもとになって、今から四十六億年前に生まれました。

地球上にある、水素、酸素、炭素、窒素などに稲妻や紫外線が働いて、くっついたり、離れたりしているうちに、いのちのもとになる分子が偶然にできあがったと考えられています。

私たちはお星さまのかけらでできているのです。

最初のいのちができるまでに十億年の歳月が必要でした。

いのちのもとになる分子は自分と同じ分子をつくる能力をもっていました。ですから、どんどん増えることができます。この増える分子は、やがて脂肪でできた袋の中に包まれます。これが細胞です。

細胞とは、どんなものを想像していただいたらよいかと考えていて、子供のころ食べた「月の雫」というお菓子のことを思い出しました。小さいゴム風船のような袋の中にあまいゼリーが入っていて「ようじ」で袋をつつくと、ぷつんと破れて丸いゼリーが出てくるお菓子です。

ひとつひとつの細胞は、細胞膜と呼ばれる脂肪の袋に包まれています。これが、ゼリーのお菓子でいうとゴムの袋にあたる部分です。ゼリーにあたる部分は細胞質と呼ばれ、いろいろな働きをする小さい粒子がたくさん入っています。

最初の生物は、たったひとつの細胞からできていました。今でも私たちのまわりにそのような生物が生きています。一番よい例は細菌（バイキン）でしょう。赤痢菌とか結核菌とかいろいろありますね。

細菌ももちろん、いのちのもとになる物質をもっています。この物質は自分で増えることができるばかりでなく、情報テープの働きもします。

この情報テープが、ひとつの生きものの性質や形、さらに動き方までも決めています。

細菌も、それぞれの種類ごとに独特の情報テープをもっています。細菌が増えるとき、いいかえれば新しい細菌を作るときには、この情報テープに書いてあることをそっくり写し取って新しい情報テープを作り、新しい細菌に渡します。

このようにして細菌は自分とそっくりな個体をどんどん増やします。

新しい情報テープを作るときには、カセットデッキでテープをダビングするような方法ではなく、むしろ印刷屋さんが活字を拾うのに近い方法を用いますので、どうしてもまちがいが起こります。

このようなまちがいを突然変異と呼びますが、突然変異がたくさん起きてしまうと、その情報テープをもつ生物は、もとの生物と似ても似つかないものになってしまいます。このようなことが十億年、二十億年と続くうちに、いろいろな生物ができあがりました。

はじめに地球上にあらわれた生物は、細菌のように、ひとつの細胞でできていました。やがて、偶然にふたつの細胞がくっついてみると、ひとつのときより生きていく上でつごうのよいことがわかりました。もっとたくさんの細胞が集まって、いろいろな仕事を分担すれば、もっと便利なことがわかりました。

このようにして、しだいにたくさんの細胞からなる生物があらわれました。

そして、四十億年という気の遠くなるような歳月が流れました。この長い長い年月を通して、情報テープは、生物から生物へと伝え続けられました。

高等な生物になると、雌雄の別が生じ、卵と精子を通じて、情報テープは子孫に伝えられます。

これからも地球上に生物が生き続けるかぎり、情報テープは伝達され続けるでしょう。

地球ができてからの四十五億年を一週間に縮めてみましょう。

地球の誕生を月曜日の午前零時とすると、生命が生まれたのは水曜日のお昼頃になります。

日曜日の午後四時に恐竜があらわれ、日曜日の夜中、二十三時五十七分に人間が誕生しました。

私たちはたった三分の歴史しかもっていないのです。親の性質が情報テープを通して子供に伝えられる機構、すなわち遺伝の機構をこの人間を念頭に、もう少しくわしくお話してみましょう。

DNAはいのちの総司令部

私たちのからだは、六十兆（六〇〇〇〇〇〇〇〇〇〇〇〇〇〇）個の細胞が集まってできています。先に述べたお菓子の例では、袋の中身はゼリーだけですが、実際の細胞では、まん中にもうひとつ袋があります。これは核と呼ばれているもので、その中に情報テープが入っています。（図1）

人間の細胞の中にある情報テープには、人間であることの情報がたくさん記されています。

二本足で歩くこと。

しっぽがないこと。

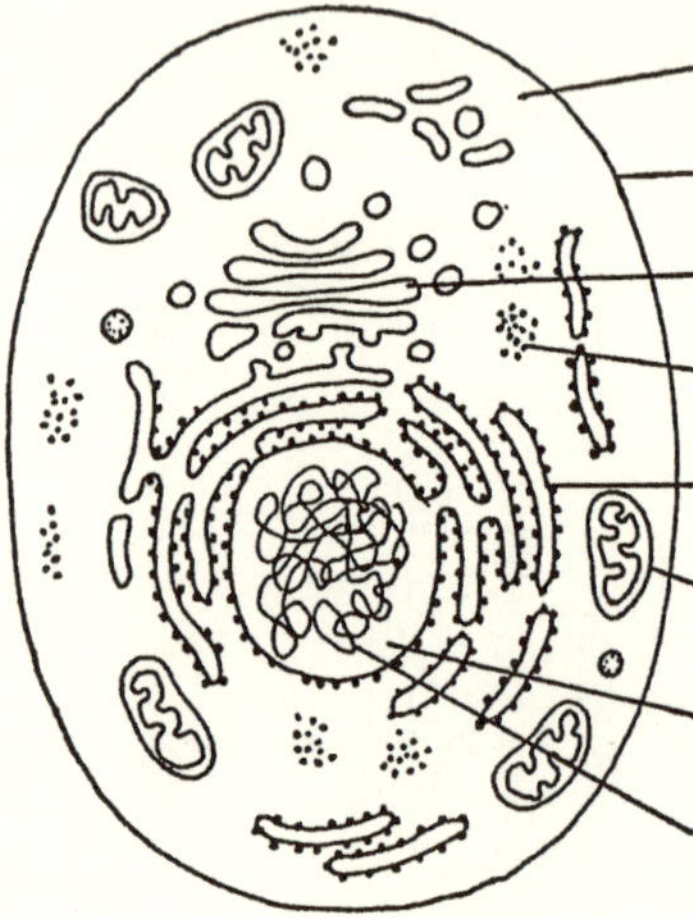

図1

手を器用に使うこと。

ものを考えること……

私たちが息をして、食べ物を消化して、そのエネルギーを使って動けるのも、その方法が情報テープの中に書かれているからです。ですから、情報テープは細胞の中の総指令部にあたります。ひとつひとつの細胞の総指令部が正しく働いてはじめて、人間として生きていける素地ができあがります。

情報テープとはどんなものなのでしょうか。まさかテープレコーダーのテープがそんなに小さい細胞の中に入っているなんていうことはないでしょう。でも、ある意味では細胞の中の情報テープとテープレコーダーのテープはよく似ているのです。情報テープも長い長いものです。人間のひとつの細胞の中にある情報テープを延ばしてみると一メートルにもなります。

そんなに長いテープがどうして直径百分の一ミリの細胞の中に入るのでしょうか。

そのために、人間の情報テープは四十六本に切れています。

その一本一本はらせん状に巻かれ、そのらせんがさらにらせん状に巻かれるというようにして、小さくコンパクトにたたまれています。

ですから、細胞の中の核を顕微鏡でみると、四十六本の、棒のようなものが見えます。

これを染色体と呼びます（図2）。

さて、この長い情報テープはゴムなのでしょうか、ひもなのでしょうか、糸なのでしょうか。

細胞の中の情報テープは、デオキシリボ核酸（ＤＮＡ）という長い分子でできています。

細胞をすりつぶして、よけいなものを除いて、アルコールを加えると、白い糸状のものが出てきます。

これがＤＮＡです。

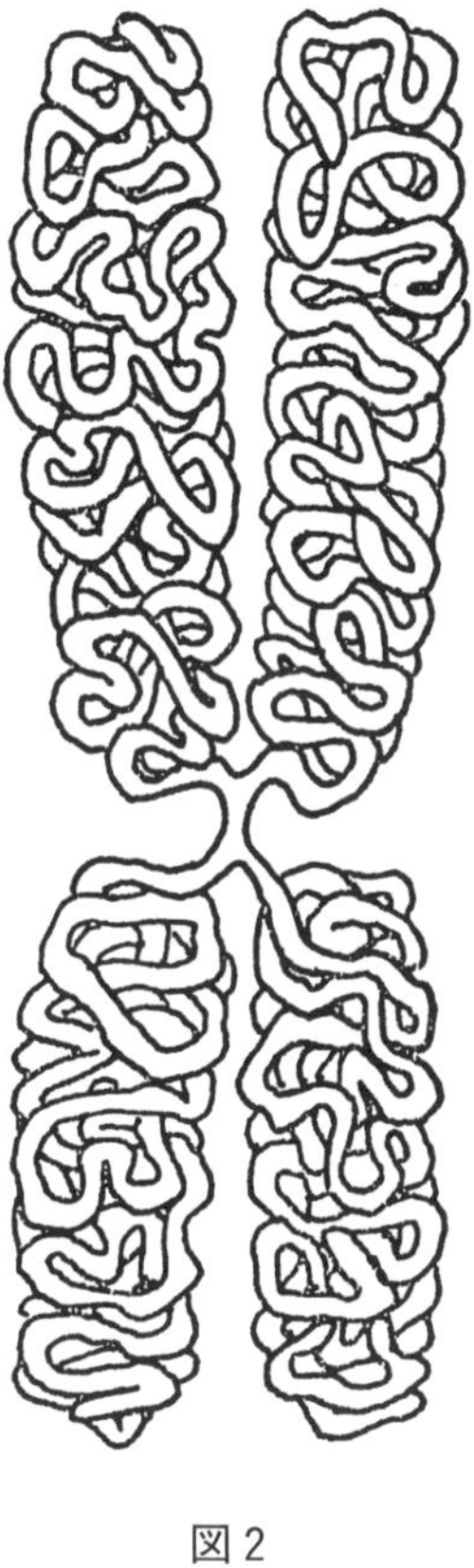

図2

ガラスの糸、グラス・ファイバーをごぞんじですか。DNAは細いグラス・ファイバーのようなものです。ただし、これはたくさんのDNAが集まって、目に見えるようになっているのであって、一本のDNA分子は肉眼で見ることはできません。

細胞の中にある情報テープでは、二本のDNAの糸が対になって、らせん状に巻いていています（図3）。

それぞれの糸は、左の図に示すような形をした四つの分子がたくさん連なったものです（図4）。人間のひとつの細胞の中にあるDNAは、この四種類の分子が繰り返し、繰り返し三十億個も連なったものです。

この四つの分子は、

アデニン（A）

チミン（T）

グアニン（G）

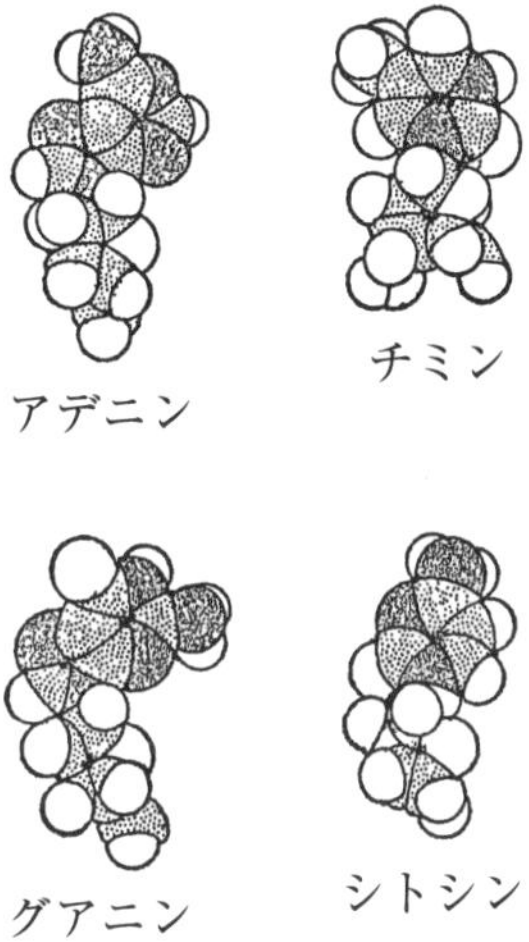

図4

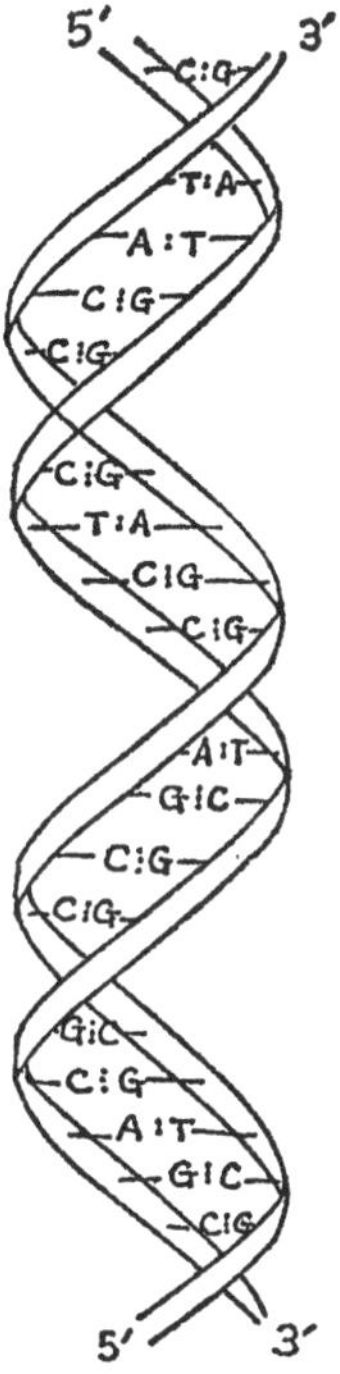

A−アデニン
T−チミン
G−グアニン
C−シトシン

図3

シトシン（C）

と呼ばれ、それぞれ括弧の中に示したように、A、T、G、Cの略号であらわされます。

日本語は、い、ろ、は、四十八の文字を組み合わせて言葉を作り、それを並べて文章ができています。

DNAという情報テープでは、A、T、G、Cという、四つの文字だけからなるアルファベットを使っています。この四文字から三文字を選んでひとつの単語を作り、それを次々につなぎあわせて文章を作ります。

たとえば、CAT―ATT―CGT―AGT……というように。

私たちが文章を書くときには、新聞とか本にあるように、適当な大きさに区切って読みやすくします。DNAは一本のテープですから、一冊の本を一行ずつに切りはなし、一本につないで、長い長い文字の帯を作ったようなものです。

人間のひとつの細胞のDNAは、すでに述べたように三十億個の文字から成り立っています。これは普通の長さの小説一万冊分に相当する文字の数です。

私たちは、目で本を読みますが、細胞の中ではどうやって、この文章を読むのでしょう。ＤＮＡの中にＡ、Ｔ、Ｇ、Ｃという文字で書かれている文章は、ＲＮＡという分子によってまず読み取られます。

DNAは親から子へ受けつがれます

私たちは、目で、文字の形を見て判断しますが、細胞の中ではジグソーパズルと同じようなやりかたで文章を読みます。

アデニン
チミン
グアニン
シトシン

の分子の形をすでに描きましたが、実際の分子はジグソーパズルのように平面的なものではなく、ブロックのように立体的なものです。ですから、

アデニン
チミン
シトシン
という三つの分子が並ぶと、そこに独特の形をしたくぼみができます。別の分子が並ぶと、別の形をしたくぼみができます。
これをちょうど鍵穴のようにして、鍵にあたる分子がはまりこみます。ＤＮＡのくぼみに沿って並んだ分子をつなぐと、新しい分子ができます。
このようにして、ＤＮＡの中にＡ、Ｔ、Ｇ、Ｃの四種類の文字で書かれている情報は、ＲＮＡという分子を通して、さらにタンパク質という分子に写し取られます。
タンパク質は私たちのからだのおもな部分を構成している分子です。
また、からだの中でおこなわれているいろいろな化学反応もタンパク質によって制御されています。

DNAは総指令部にあたりますが、タンパク質は、一般の社員さん、工員さんです。

タンパク質はアミノ酸が長く連なってできた分子です。

タンパク質を構成しているアミノ酸には二十種類のものがあります（34頁参照）。

ひとつのタンパク質には数百から千個ぐらいのアミノ酸が含まれています。どのようなアミノ酸がどのような順序に並んでいるかということによって、タンパク質分子の特性が決まります。

いいかえれば、タンパク質の性質を決めているのは、アミノ酸の配列順序であるということになります。

タンパク質の性質によって、細胞の中のすべての反応が制御されているわけですから、結局、アミノ酸の並び順が細胞の中の化学反応を制御しているということができます。

このアミノ酸の並び順を決めているのがＤＮＡなのです。

ＤＮＡの中の三つの文字で書かれた単語は、アミノ酸の種類を意味する暗号なのです。たとえば、ＤＮＡの中にＡＡＡと書かれていたら、これは、「タンパク質の中にフェニルアラニンというアミノ酸を連結せよ」という意味です。

ＤＮＡの中にＣＡＴと書いてあったら、「タンパク質の中にバリンというアミノ酸を連結せよ」という意味です。ＡＴＴは「そこでアミノ酸の連結を停止せよ」という意味です。

いま、仮に情報テープの中に、

「―ＡＡＡ―ＣＡＴ―ＡＡＡ―ＣＡＴ―ＡＡＡ―ＣＡＴ―ＡＴＴ」

と書かれていたとしましょう。この情報によって作られるタンパク質は、

「―フェニルアラニン―バリン―フェニルアラニン―バリン―フェニルアラニン―バリン」

生物を構成する20種のアミノ酸

アラニン
アルギニン
アスパラギン
アスパラギン酸
システイン
グルタミン
グルタミン酸
グリシン
ヒスチジン
イソロイシン
ロイシン
リジン
メチオニン
フェニルアラニン
プロリン
トリプトファン
チロシン
セリン
スレオニン
バリン

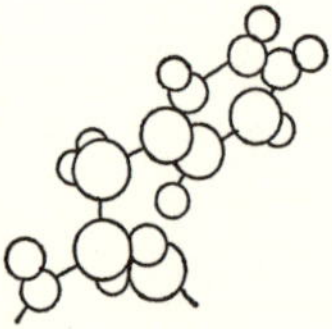

フェニルアラニン

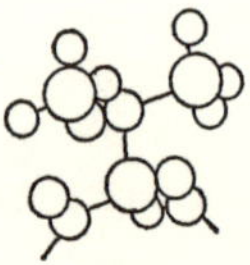

バリン

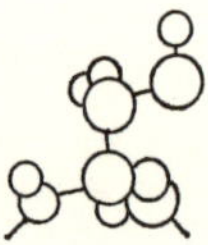

セリン

図5

という順序にアミノ酸が並んだものになります。

このように情報テープの中には三文字からなる暗号文が書かれていて、その暗号文がアミノ酸の配列順序を指示しています。それぞれのアミノ酸の連結を指示する暗号を次の表に示します（表1）。

ひとつのタンパク質はアミノ酸が数百連なったものであることはすでに述べました。

アミノ酸が三百連なったタンパク質があったとしましょう。ひとつのアミノ酸を三つの文字で決めているのですから、三百のアミノ酸では九百文字ということになります。

ひとつのタンパク質を規定している暗号文が遺伝子です。

ひとつのタンパク質が千文字前後の暗号文で規定されるのですから三十億個の文字からなるDNAが全体としてもっている情報の量がいかに膨大なものかおわかりいただけるでしょう。ただし、全体の情報が現在も使われているわけ

表1　情報テープ（DNA）の中の3文字暗号

AAA フェニルアラニン
AAG フェニルアラニン
AAT ロイシン
AAC ロイシン
GAA ロイシン
GAG ロイシン
GAT ロイシン
GAC ロイシン
TAA イソロイシン
TAG イソロイシン
TAT イソロイシン
TAC メチオニン
CAA バリン
CAG バリン
CAT バリン
CAC バリン
AGA セリン
AGG セリン
AGT セリン
AGC セリン

GGA プロリン
GGG プロリン
GGT プロリン
GGC プロリン
TGA スレオニン
TGG スレオニン
TGT スレオニン
TGC スレオニン
CGA アラニン
CGG アラニン
CGT アラニン
CGC アラニン
ATA チロシン
ATG チロシン
ATT 終止
ATC 終止
GTA ヒスチジン
GTG ヒスチジン
GTT グルタミン
GTC グルタミン
TTA アスパラギン
TTG アスパラギン
TTT リジン
TTC リジン

CTA アスパラギン酸
CTG アスパラギン酸
CTT グルタミン酸
CTC グルタミン酸
ACA システイン
ACG システイン
ACT 終止
ACC トリプトファン
GCA アルギニン
GCG アルギニン
GCT アルギニン
GCC アルギニン
TCA セリン
TCG セリン
TCT アルギニン
TCC アルギニン
CCA グリシン
CCG グリシン
CCT グリシン
CCC グリシン

ではなく、進化の過程で使われなくなったのに、そのままＤＮＡとして残っている遺伝子がかなりあります。

蛙の子が蛙であるのは、ＤＮＡが親から子に正確に伝えられるからです。親のＤＮＡはすでに述べた鍵と鍵穴の関係で、自分とおなじＤＮＡを作り、それを卵や精子という生殖細胞を通して、子供に渡します。

卵と精子がひとつになってできる受精卵から子供が生育します。ここで、父親からきたＤＮＡと母親からきたＤＮＡが混ざるので、子供は両方の親に似ることになります。

だいぶ複雑な話になってしまいました。だいたいのことがわかっていただければ、結構です。ただ、ＤＮＡが卵や精子を通して、人類の存在するかぎり、未来永劫、子孫に伝えられるのだということを、しっかり覚えておいてください。

放射能を浴びるとどうなるのでしょう

これから、放射能が私たちのからだにおよぼす影響をお話ししますが、その前に放射線について少し説明しましょう。

放射線は物質を通り抜ける強い力を持っています。このような放射線を出す作用を放射能と呼びます。放射能をもつ原子は、放射線を出してこわれて別の原子になり、ついには放射線を出さなくなります。放射能をもつ原子の集団(元素)中の半分の原子がこわれるのにかかる時間を半減期といいます。

たとえばヨウ素131の半減期は八日、コバルト60は五年、ストロンチウム90は二十八年、セシウム137は三十年、プルトニウム239はなんと二万四千年です。放射能の強い物質ほど、一定の時間内でたくさんの原子がこわれますから、半減期は短くなります。

放射線には、物質をつきぬける力の強さのちがう三種類のものがあります。アルファー線は薄い紙一枚もつきぬけることができません。ベータ線は厚さ数ミリのアルミ板でさえぎられてしまいます。ガンマ線は数センチの鉛板でないとさえぎることができません。

さて、私たちがこのような放射線をあびると、からだにはどのような悪い影響があるのでしょうか。

私たちのからだは細胞からできていますが、その細胞は分子からできています。分子は原子からできています。原子の中心には陽子と中性子からなる原子核があり、そのまわりを電子が回っています。

陽子はプラスの電気をもち、電子はマイナスの電気をもっています（図6）。

放射線がひとつの原子にあたると、その原子からは電子が大きなエネルギー

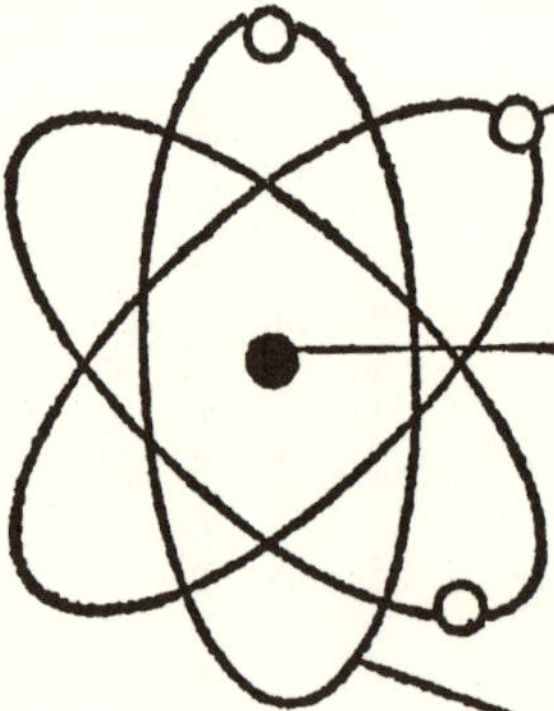

図 6

をもって飛び出します。飛び出した電子は、いく先々で無数の分子にぶつかって、自分のもっているエネルギーを少しずつ分け与えていきます。

エネルギーを受け取った分子は、興奮状態になったり、電子が飛び出してしまったりします。

電子を失った原子を電離原子と呼びますが、放射線の影響のほとんどが、からだの中に生じた電離原子による複雑な化学反応の結果引き起こされるもので

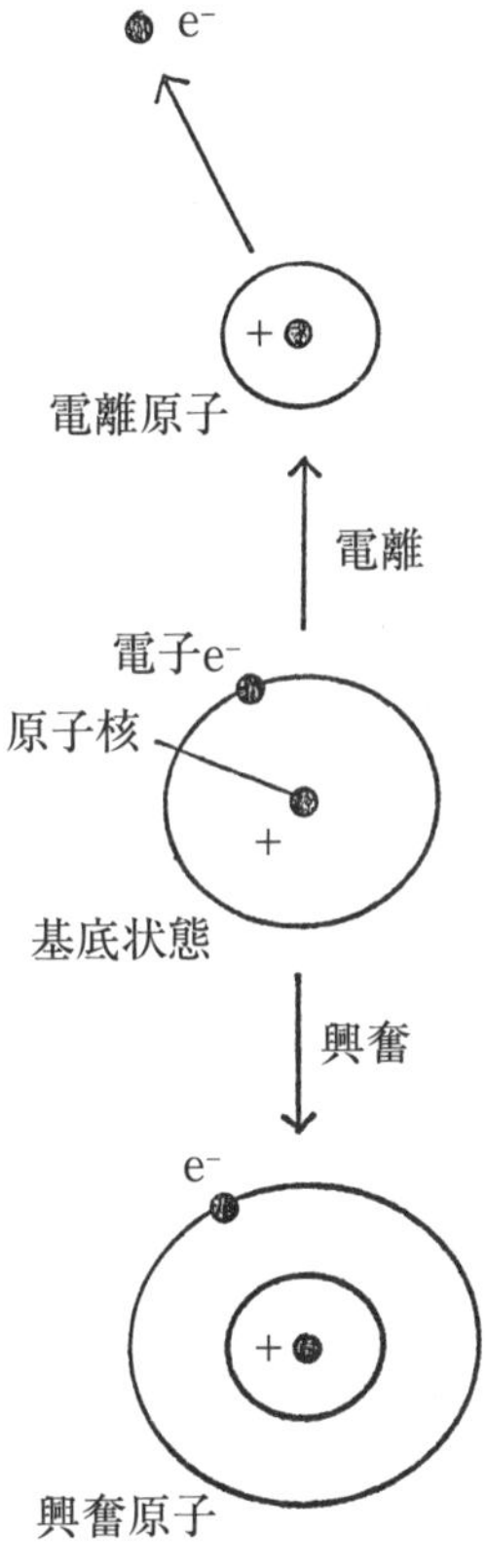

図7

す（図7）。

生物の放射線による障害は、電離作用によるものなのですから、生物がどれくらいの放射線にあたったかということを、放射線の引き起こす電離作用の大きさであらわすことがあります。

この単位をラッド（RAD）と呼びます。

ところで、実際の生物に対する放射線の影響は、放射線の種類によって異なります。

陽子やアルファー粒子は多くの場合、電子にくらべてはるかに強い電離作用をもっています。

その結果、陽子やアルファー粒子は狭い領域に密集してイオンをつくるので、同じラッド数の電子やガンマ線にくらべて、生物への影響は非常に大きいと考えられています。

このようなことも考えて、すべての放射線の線量を生物が受ける影響という観点から共通の尺度であらわすために、シーベルト（Sv）という単位を使います。これはいろいろな放射線の生物学的効果をガンマ線の効果に換算してあらわすものです。

シーベルトはラッドであらわした線量を基礎にして、その放射線が物質の中を通過するときにどのくらいのエネルギーを失うかということと、からだの中に沈着した放射性物質の不均等な分布による効果を修正したものです。

百分の一シーベルトを一レム（REM）といいます。

人間が短時間に全身に放射能を浴びたときの致死量は六シーベルトとされています。短時間に一シーベルト以上の放射能を浴びると、吐き気、だるさ、血液の異常、消化器障害などがあらわれ、死ぬ人もいるでしょう。このような放射線障害を急性障害と呼びます。

けれども、〇・二五シーベルト以下になると目に見える変化は何もあらわれず、血液を調べても急性の変化は見つけることができません。ところが、からだの中では着実な変化が起こっているのです。ここが放射線のおそろしいところです。そのおそろしさについて、これからくわしく述べましょう。

弱い放射能がガンを引き起こします

さて、微量の放射能を浴びると、人体に何が起こるのでしょうか。

放射線は細胞の中でも電離原子を生じ、複雑な化学変化が細胞の中の分子に起こります。

細胞の中の情報テープも電離原子の影響を受けます。その結果、情報テープが切れたり、アデニン、グアニン、チミン、シトシンという分子の文字で書かれている文章にまちがいが起こったりします。

遺伝子に起こったこのような変化を突然変異と呼びます。

ひとつの遺伝子を構成する暗号文の中の一文字がちがうと、その情報を読み取ってできるタンパク質の中にひとつだけまちがったアミノ酸が入り込むことになります。

たとえば、

「―AAA―CAT―AAA―CAT―AAA―CAT―ATT」

という暗号文は、

「―フェニルアラニン―バリン―フェニルアラニン―バリン―フェニルアラニン―バリン」

というタンパク質を作ることは、すでに述べました。

いま、遺伝子の中の―AAAという暗号の一文字が変化して、―AGAとなったとしましょう。すなわち、

「―AGA―CAT―AAA―CAT―AAA―CAT―ATT」

となってしまいました。この暗号文によってできるタンパク質は、

「―セリン―バリン―フェニルアラニン―バリン―フェニルアラニン―バリ

ン」

となります。

数百のアミノ酸のうちひとつがちがっても、これがその生物にとって致命的な損傷になることがあります。

放射線によって損傷を受けた細胞がすぐに死んでしまうときにはそれほど問題がありませんが、その細胞が傷をもったまま増えるといろいろ問題が起こります。

細胞が増えていく過程で、情報テープも正確にコピーされて新しい細胞に組み込まれます。コピーされるときには、放射能によって起こったまちがいもそのままコピーされます。

人間のおとなのからだは、六十兆個の細胞からできていますが、この細胞はすべて一個の受精卵が分裂を繰り返してできたものです。

したがって、母親のお腹の中にいる間や、おとなになるまでの成長期には細胞は二個が四個になり、四個が八個になるというように、盛んに分裂して増えます（図8）。成長がとまるころにはからだの中の大部分の細胞も分裂しなくなります。

けれども、おとなのからだの中でも盛んに増えている細胞がいく種類かあります。

背骨の中心にある骨髄では、血液や細胞になるべき細胞が盛んに分裂しています。

胃や腸の内壁の細胞もおとなでも分裂する細胞です。

精子をつくる細胞、髪の毛の根元の細胞などが特に速く分裂している細胞ですが、皮膚などでも垢として死んで落ちた細胞を補うためにいくらかの細胞は分裂して新しく生まれています。

受精卵

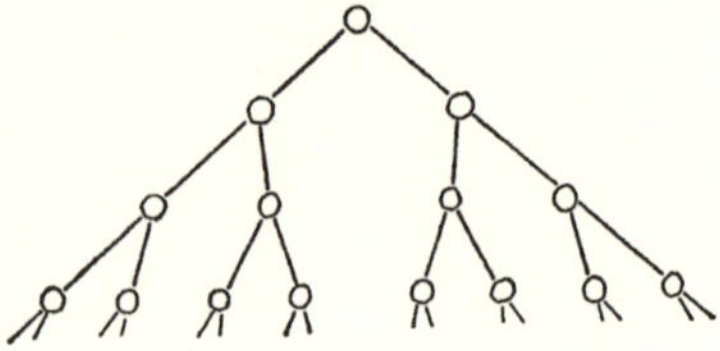

図8

ひげはいくら剃っても生えて来る。
六十年剃っても　まだ生えて来る。
生きていて絶えることを知らない。

（室生犀星「ひげ」より）

このような細胞の情報テープが放射線によっていためつけられると、その傷は細胞が増えるときにコピーされて確実に新しい細胞に伝えられます。

そうするとどうなるのでしょうか。

放射線による情報テープの傷がその人にとって何も害にならないこともたくさんあるでしょう。

しかし、弱い放射能はガンを引き起こすことが知られています。なぜそうなるのかということをお話しましょう。

おとなになると、大部分の細胞は分裂をやめます。

成長期の子供でも、お母さんのお腹の中にいるときよりは細胞の分裂の速さが遅くなっています。

そのようなからだの中で、お母さんのお腹の中にいたときと同じような速さで分裂をはじめるのがガン細胞です。

この細胞は止まるときを知らず、その人が死ぬまで分裂を続けます（図9）。ガンはいろいろな原因でできるのですが、少なくとも一部のガンでは、ガン細胞の中に細胞をガン化する情報がテープの中に書き込まれていることがわかっています。

人間の情報テープは一細胞あたり三十億個の文字でできています。

そしてその中のたった一文字が変化しただけで細胞がガン化する場合があります。この変化を放射線が起こさせるのです。

一発の放射線によって細胞がガン化して止めどもなく増えはじめるのですが、からだの中には免疫機構というものがあって、ガン細胞のような異常なものをやっつける働きがあります。

健康な人では免疫機構がしっかりからだを守っていますから、少しくらいのガン細胞は退治してしまいますが、少しからだの状態が悪くなったときや、ガン細胞がたくさんできたときには、からだは防ぎきれなくなって、ガン細胞に

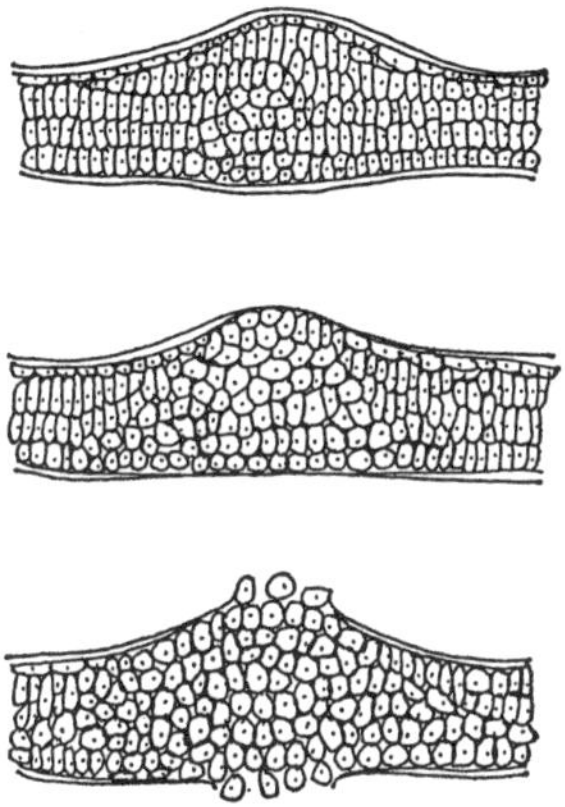

図9

負けてしまいます。

ひとつのガン細胞は、直径が〇・〇一ミリという小さいものですから、これが大きなかたまりになって、お医者さんの目で発見されるまでには何年もかかります。

おそらく、からだの中ではガン細胞と免疫機構との間で戦いが繰り広げられ、ガン細胞が増えたり、その一部が殺されたりということが繰り返されて、最終的にガン細胞のかたまりができあがるのでしょう。

ですから、ひとつのガン細胞が生まれてから、実際にかたまりとしてのガンが発見されるまでには数年から数十年かかります。

君には君の立場があろう
僕には僕の立場がある
互いにひくにひかれず

のっぴきならぬ辛い立場だ
僕の生命と病魔との
しのぎをけずる対決
ちょうちょうはっし
食うか食われるか
即戦即決
徹底抗戦あるのみ

（細川宏「平和共存」より）

分裂していない細胞では、情報テープはコンパクトに折り畳まれていることをすでに書きましたが、分裂中の細胞では情報テープをコピーするためにテープはほどけて長く延びています。

すでに述べたように、鍵と鍵穴の関係で、正確にコピーして新しい情報テープをつくるのですから、テープが折り畳まれていたのではぐあいが悪いのです。

このように伸びている情報テープは折り畳まれたテープよりずっと放射線の作用を受けやすいのです。ぎりぎりと堅く巻きついたひもを切るより長く伸びたひもを切る方が簡単ですよね。

したがって、盛んに分裂している細胞ほど放射能に弱いということになります。そのために、おとなでは骨髄のような盛んに分裂しているところで細胞のガン化が起こりやすいのです。

人間が年を取るにつれて、自然に起こる情報テープの写しちがいは増えてきますし、免疫機構の力も弱くなります。ですから、一般にガンは成人病ですが、放射線によって引き起こされるガンは細胞の分裂の速い、若い人ほど起こりやすいということになります。

次の図はハツカネズミの放射能に対する感受性を示したものです。ハツカネズミは、生後六週目くらいから生殖能力がありますから、その頃が人間の十代にあたります。四十~五十週が壮年期でしょう。このグラフは老年期に入ると、ふたたび、放射線の影響を受けやすいことを示しています（図10）。

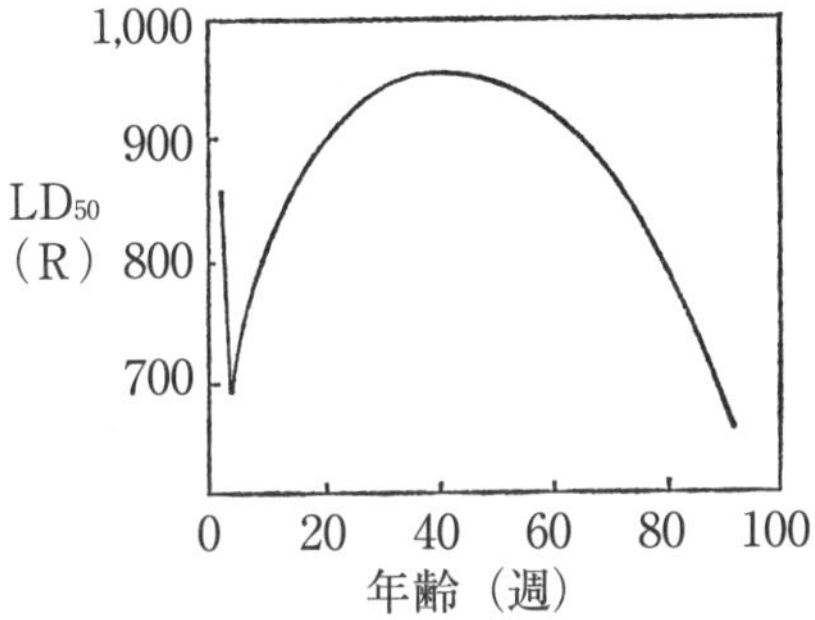

※LD_{50}は放射線をあびた個体の半数が死ぬ線量。LD_{50}の数値が低いほうが放射線の影響を受けやすい

図10

放射能はおとなより子どもにとっておそろしい

放射線が引き起こすのは細胞のガン化だけではありません。それ以外の突然変異も起こります。十億個の文字のうち、一文字が変化したためにその人が死ぬような突然変異の例についてお話ししてみましょう。

鎌形赤血球貧血症という病気が知られています。

この病気の人は、血の中にある赤血球の成分であるヘモグロビンというタンパク質のアミノ酸がひとつだけ正常なものとちがっています。

ヘモグロビンは、酸素を運ぶ働きをもつタンパク質です。

ヘモグロビンは、アルファー鎖、ベータ鎖と呼ばれる二種類のタンパク質

（ポリペプチド）からできています。

鎌形赤血球貧血症のヘモグロビンは、ベータ鎖を構成している一四八個のアミノ酸のうち、たったひとつのアミノ酸が変化しています（図11）。

図11　ヘモグロビンベータ鎖のアミノ酸の配列順序

	＊鎌形赤血球	正常赤血球
	バリン	バリン
	ヒスチジン	ヒスチジン
14	ロイシン	ロイシン
	バリン	グルタミン
	グルタミン	グルタミン
＊	グルタミン	グルタミン
	ヒスチジン	ヒスチジン
15	バリン	バリン
	グルタミン	グルタミン
	ヒスチジン	ヒスチジン

その結果、ヘモグロビンが酸素と結合する力が弱く、本来円盤形をしている赤血球が鎌のような形（三日月形）になってうまく流れなくなってしまいます。そして、この病気の人は苦しみながら死んでしまいます。

ただし、ここで気をつけなければならないのは、私たちのからだの中の一個の赤血球のヘモグロビンのアミノ酸がひとつちがったら死ぬということではありません。全部のヘモグロビンが異常になった場合です。

おとなの場合は、すべての赤血球が同じ異常を起こすということは考えにくいことですが、生殖年齢以前の人が放射線を浴びると、ごく少量の放射線でも、その子供で、このようなことが起こる可能性があります。

卵や精子のような生殖細胞のＤＮＡに一文字でもまちがいが起これば、そのまちがいは、生まれてくる子供のすべての細胞に正確に写されて伝えられます。

もし、母親の生殖細胞（卵）の中で、将来ヘモグロビンのアミノ酸の並び方を決める遺伝子に一文字の変化が起こったとしましょう。

このまちがいは、子供のすべての細胞に伝えられます。

けれども、この子供は、父親からも遺伝情報を受け取りますから、父親の遺伝情報を写し取って作られたヘモグロビンが正常で、母親から伝えられた異常を補えるときは、子供は外見上正常になります（図12）。

鎌形赤血球貧血症の場合は、もし両方の親の二本の染色体のうち一方だけが異常をもっていたとすると、血液の中には異常な赤血球、すなわち、鎌形の赤血球の遺伝子をもっているけれども正常な円盤形の赤血球が見られます。

この子供は正常な赤血球をもって生きていくことができます。

ところが、このように、鎌形赤血球を半分もった人どうしが結婚すると、そ

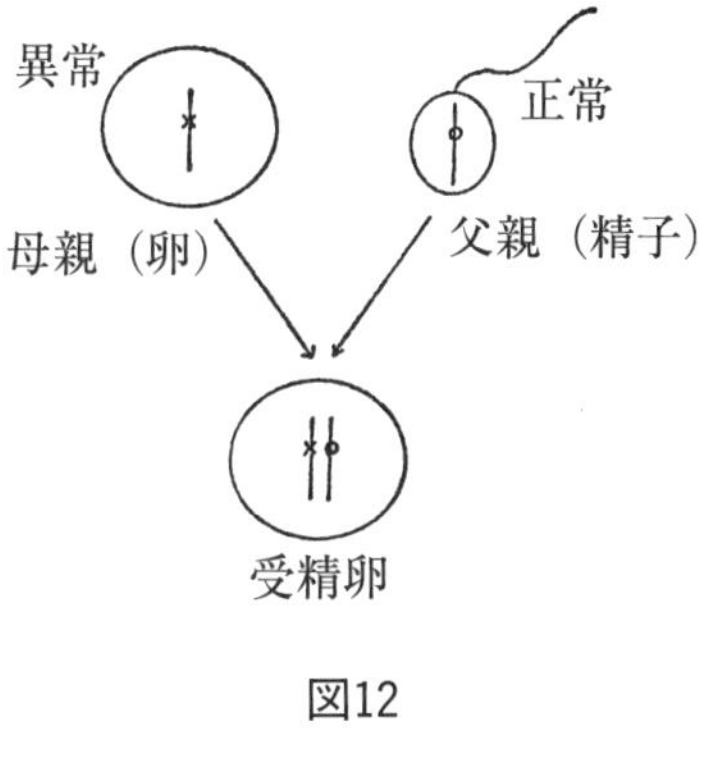

図12

の子供には、四人にひとりの割合で全部鎌形赤血球をもつような子供が生まれます。

どちらか一方の親だけが異常をもっているだけで、子供にそのまま異常があらわれてしまうような突然変異もたくさんあります。

エイズとの関係で最近よく話題にのぼる血友病は、母親が異常をもっていると、生まれてくる男の子のふたりにひとりは血友病になります。

放射線によって引き起こされる異常は、このような突然変異だけではありません。

細胞の中の情報テープは、四十六本にわかれて、ぐるぐる巻きになっていることをお話しました。この一本ずつを染色体と呼びます。

細胞が分裂するときには、染色体はほどけて情報テープは長く伸び、正確にコピーをつくります。

二本に増えた情報テープは離ればなれになって染色体の形に巻き戻されます。

染色体の入っている核の物質もその外側にある細胞質も二倍に増えて、細胞は四十六本ずつの染色体を取り込んでふたつにわかれます（図13）。

このようにして細胞は増えていきますが、放射線によって細胞の分裂や染色体の分裂がうまくいかなくなってしまう場合があります。

これは細胞がやや大量の放射線を受けたときに起こることです。

細胞の分裂がうまくいかない場合は異常な細胞は増えることもなく、死ぬこともなく、そのままとどまるか、胎児（お腹の中にいる赤ちゃん）なら死んで

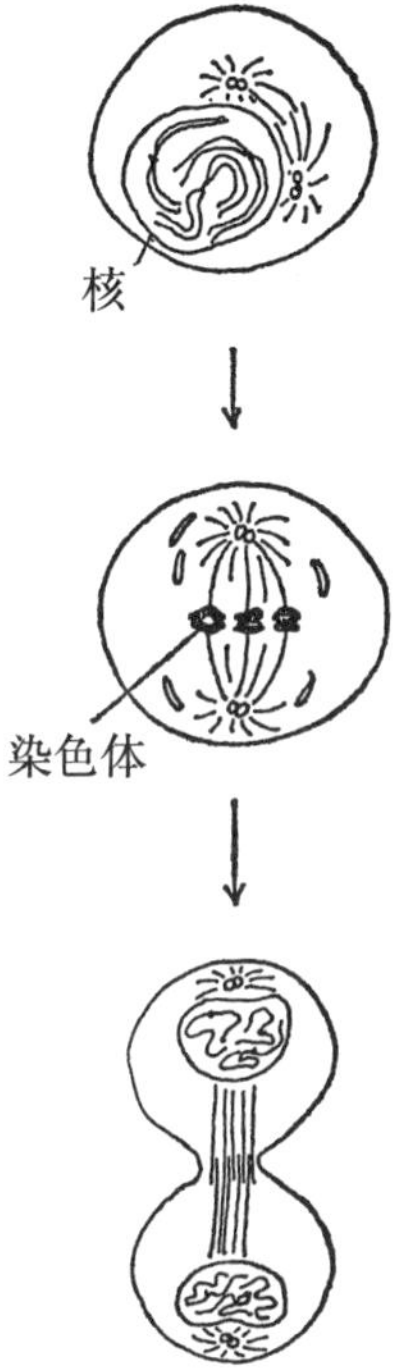

図13

流産してしまうでしょう。

染色体がうまくわかれなくなってしまった場合も、あまりひどいときは細胞が死んでしまうでしょう。

細胞が生きて分裂できる程度の異常であったときは、一方の細胞に染色体が四十七本はいり、もう一方が四十五本というようなことも起こります。

四十五本になった細胞は死んでしまいますが、四十七本の方は生き延びていろいろな異常を生じます。

たとえば、ダウン症という病気の人は、染色体を一本よけいにもっています(図14)。

このような異常のほかに、染色体が途中から切れてほかの染色体にくっついてしまったり、棒状の染色体の両端がくっついて輪になってしまったり、いろいろなことが起こります。

このような染色体の異常はガンや奇形を引き起こします。

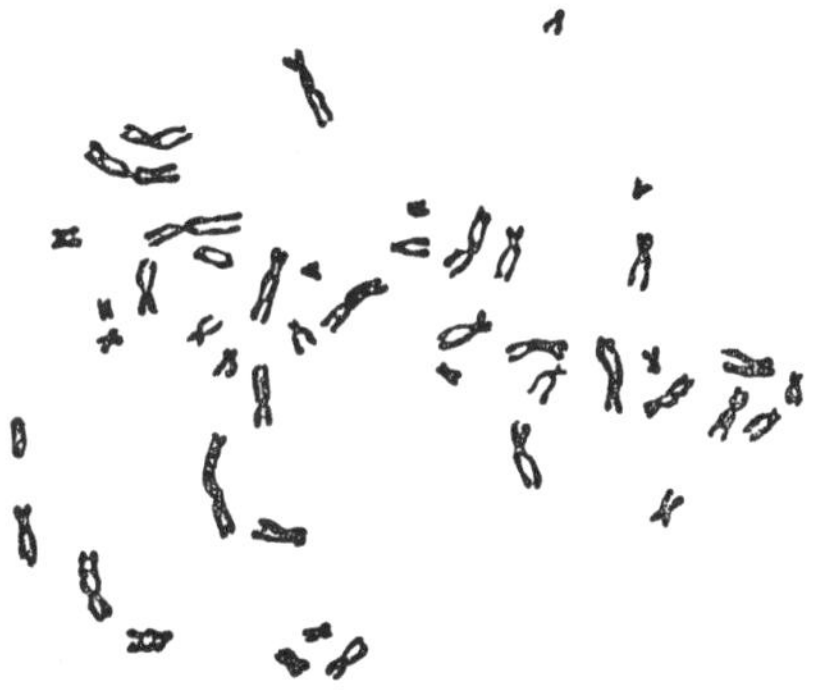

正常な男子の染色体
ダウン症では小さい染色体がもう一本ある。

図14

これだけお話しすれば、なぜ放射線がおとなより子供にとっておそろしいかということがおわかりいただけたと思います。

さらに、お母さんのお腹の中にいる胎児に対する影響やこれから子供を産む能力をもっている若い人々に対する影響は深刻です。

お腹の中の赤ちゃんと放射線

人間の赤ちゃんは約二百六十六日（三十八週）の間、お母さんのお腹の中にいます。

新しいいのちのはじまりは、卵と精子の受精です。卵細胞の中に精子が入り込んで、融け合うことによって、母親と父親の情報テープが卵細胞の核の中にもちこまれます。

すると、卵細胞（受精卵）は分裂をはじめます。細胞は二、四、八、十六、三十二、六十四と倍、倍に増えていきます。ひとつの受精卵が六十四の細胞になるのに三日くらいかかります。

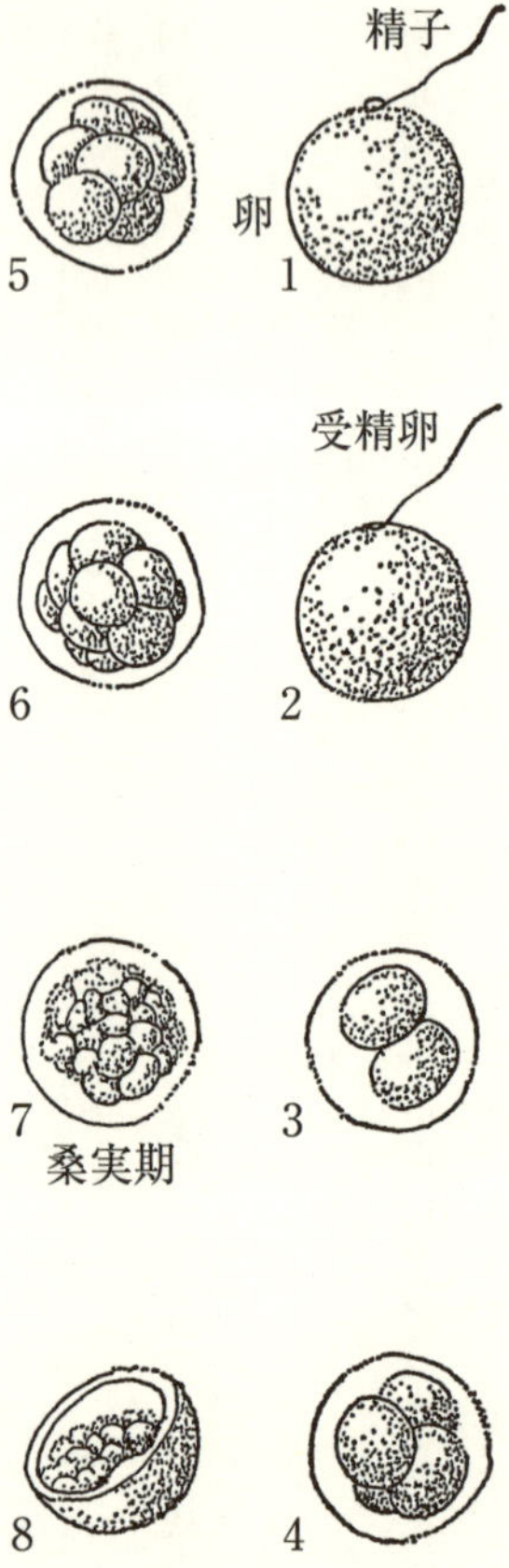

図15

四、五日目には球状の数百個の細胞のかたまりになっています（図15）。
受精後八日目くらいになると、赤ちゃんになる細胞のかたまりはお母さんの子宮の壁にくっついて、お母さんから血液を通して栄養を受け取ることができるようになります。

細胞のかたまりの中にも変化が起こって、球状だった細胞の群が板状に並び替わっています。その間にも細胞はどんどん分裂して、数が増えています。

受精後三週間たつと、胎児は二ミリくらいになり、タツノオトシゴのような形をしています。

この頃にはどの細胞が将来何になるかということがすでに決まっています。心臓はもっとも早くできてくる器官のひとつですが、三週間目の胎児では心臓を打つ準備ができています。

頭としっぽがはっきりわかります。この頃はまだしっぽが生えているのです。手や足の生えてくるところの細胞が小さな盛り上がりをつくっています（図

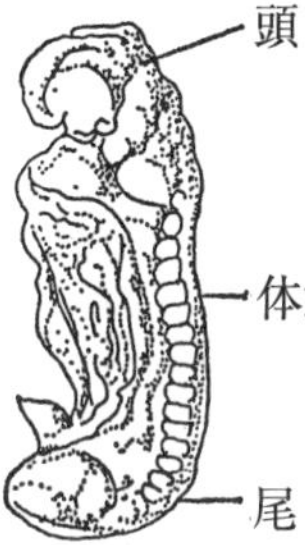

第3週目の胚
（全長約2㎜）

図16

16)。

四週から八週目にはいろいろな内臓ができて、手足が長くなり、指もできかけています。この頃には人間の赤ちゃんらしい形ができあがります。

このときの胎児の大きさは二・五センチ、一グラムくらいです。

八週までにからだの基本的な形は全部できあがってしまいます。

あとは細胞分裂によって大きくなるのを待つだけです。

八週までの胎児を胚《はい》と呼んで、かたちのできあがった胎児と区別しています(図17)。

十四週目くらいから胎児は動きはじめます。

二十週以後になると胎児の成長の速度は次第に遅くなります。細胞の分裂が遅くなるからです。

三十八週目には胎児の細胞の数は二十六兆になっています。

ここで、母親に別れをつげて、赤ちゃんとして生まれてきます。

胚や胎児に対する放射線の影響は、受精後どの段階で放射線を受けるかによって大きくちがってきます。細胞が分裂して球状のかたまりをつくっている時期に放射線を浴びると、胚は死んで流産してしまいます。からだのいろいろな部分をつくっている時期に放射線にさらされると、奇形児が生まれます。

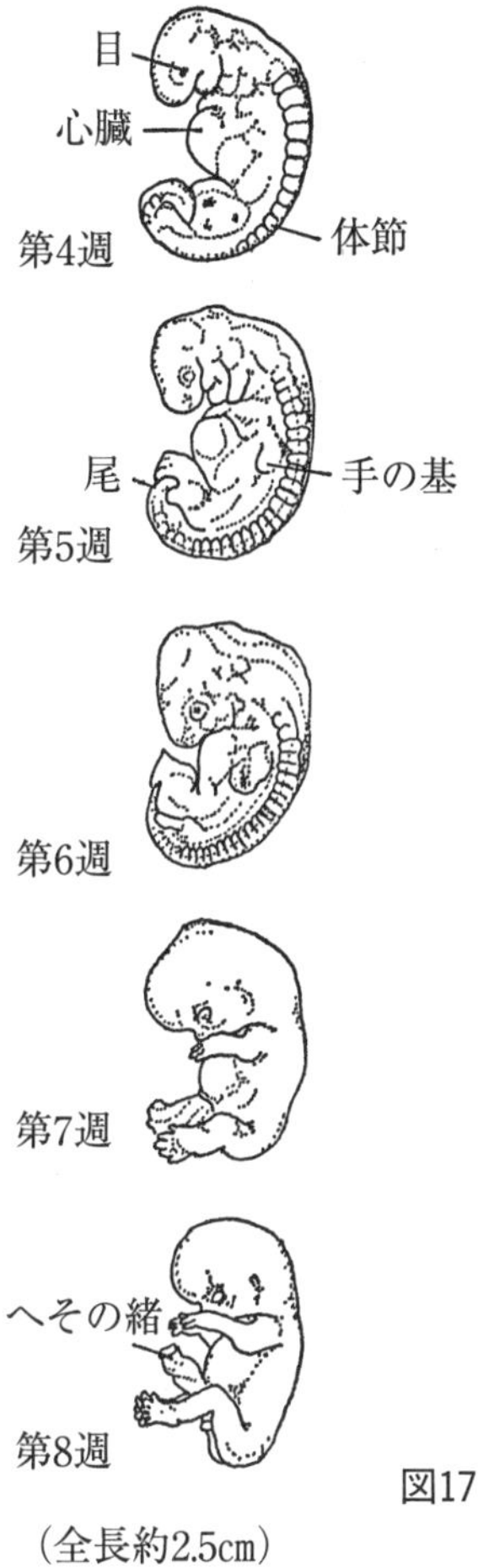

図17

かたちができてしまってから放射線を浴びると、生まれてからガンになります。

もちろん、放射能の量にもよるわけですが、弱い放射能を浴びた場合には、だいたいこのような結果になります。

生物に対する微量の放射線の作用をまとめてみましょう。

放射線はＤＮＡに傷をつけたり、切断したりして、突然変異を引き起こします。その結果、細胞がガン化したり、奇形児が生まれます。また、表面にあらわれないＤＮＡの傷が子孫に伝えられますので、長い間に、生物の中にＤＮＡの損傷が蓄積していく可能性があります。

少量の放射能でも危険です

　微量の放射能による被害を防ぐために、職業上、放射線を浴びる可能性のある人は、五年で一〇〇ミリシーベルト以下、どの年も一年間に〇・〇五シーベルト以上浴びないようにという規則があります。このように便宜上きめられた放射線の量を許容量と呼んでいますが、これは、「それだけの放射線を浴びても安全ですよ」という値ではなく、「それくらいまではしかたがないでしょう」という値です。

　もっといろいろなことがわかってくると、そんなに放射線を浴びてはいけなかったのだといって、許容量が引き下げられる可能性もあります。

私たちのまわりにある土や岩石に含まれている天然の放射性物質や地球の外からくる宇宙線のために、私たちは絶えず微量の放射線を浴びています。その量は場所によってもちがいますが、一年間に〇・〇〇五シーベルトぐらいなものです。

このような微量の放射能でも人間の一部のガンの原因になっていると考えられています。

胚や胎児は特に放射線に弱いために、妊婦は気をつけなければなりません。ひとりの人が子供を産み終わるまでに受ける放射線の量は全部で〇・〇〇一五シーベルト以下が望ましいとされています。

けれどもこれはけっして安全だという意味ではありません。

子供が生まれるまでに合計〇・五シーベルトの放射線を浴びると子供に起こる突然変異が倍になるという報告もあります。

突然変異の起こる機構を思い返していただければわかりますが、一発の放射線でも突然変異は起こる可能性があります。

突然変異の発生率は下の図に示すように、かぎりなく零に近い線量からはじまって、直線的に増えます（図18）。

ガンについても同じことがいえます。

ただし、すべての変化が人間にとってぐあいの悪いものかどうかはわかりませんし、ガンについては、すでに述べたようにガン化した細胞がすべてガンをつくるとはいえません。

実際にどれくらいの放射線の量（線量）で、どれくらいのガン患者が発生

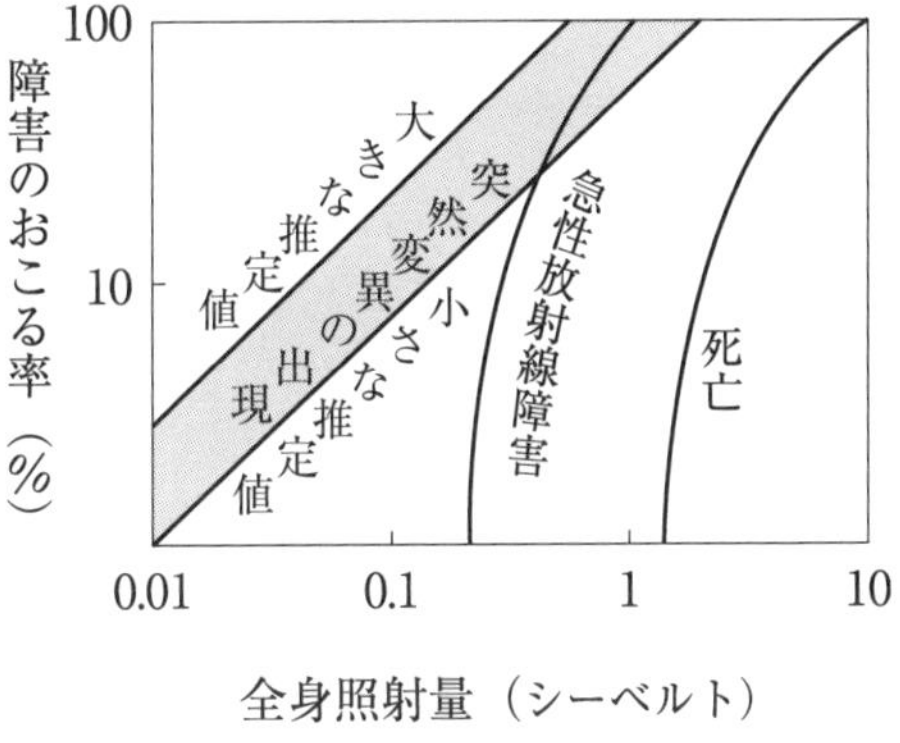

図18

するかということを述べてみましょう。これらのデータは、広島、長崎の被ばく者の統計資料から得られたものです。尊い犠牲による貴重なデータであることを考えて読んでください。ただし、このデータもいろいろなことがわかってくるにつれて、見直しをせまられています。

骨髄に放射線を浴びると白血病になる率があがります。

骨髄すべてに一シーベルトの放射線を浴びた人千人を何十年と観察すると自然発生のガン患者（年間約三人）のほかに何十年かの間に二人が白血病で死にます。放射線の危険度をこのようなあらわしかたで、次の表にまとめてみます（表2）。

この表からわかるように、生殖腺に一シーベルトの放射線を浴びると、卵や精子が影響を受けて、千人に一人の割合で異常児が生まれます。

その他のガンについても、おなじようにして表を読むことができます。

放射線が人体に入る経路には、口から、鼻から、皮膚からの三つがあります。

表2

臓　　器	影　　響	1シーベルトあたりの危険度
生殖腺(卵、精子)	遺伝的欠陥	1,000人に1人
骨　　髄	白　血　病	1,000人に5人
乳　　腺	乳　ガ　ン	1,000人に2人
甲　状　腺	甲状腺ガン	10,000人に8人
骨	骨　ガ　ン	10,000人に5人
肺	肺　ガ　ン	1,000人に8.5人
その他の器官	その他のガン	1,000人に5人

国際放射線防護委員会（ICRP）1990年勧告による

この三つのうち、口が一番おもな経路です。人間をとりまく環境の中に放出された放射性物質は、人体に入るまでに複雑な経路をたどります。次の図におもな経路を示しました(図19)。

水中にいる生物は水の中に溶けている物質を吸収して、体内に蓄積するので、まわりの水よりも放射性が高くなっています。何倍くらい濃くなっているかという値を次の表に示しましょう(表3)。

私たちはこのようなものを食べるわけですから、環境にばらまかれた放射能よりはずっと高い放射能にさらされることになります。

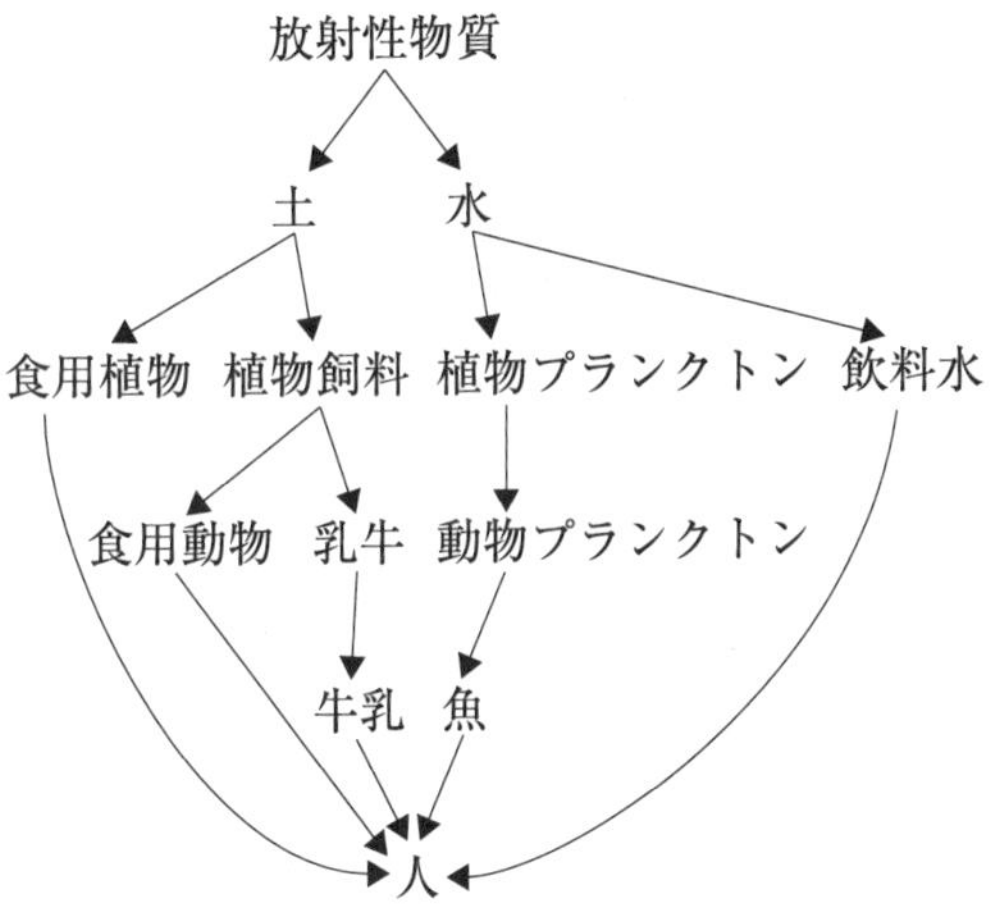
放射性物質
土
水
食用植物
植物飼料
植物プランクトン
飲料水
食用動物
乳牛
動物プランクトン
牛乳
魚
人

図19

元　　素	魚　類	無脊椎動物	海　藻
H（水素）	1	1	1
Cr（クロム）	4×10^2	2×10^3	2×10^3
Mn（マンガン）	6×10^2	10^4	2×10^4
Fe（鉄）	3×10^3	2×10^4	5×10^4
Co（コバルト）	10^2	10^3	10^3
Sr（ストロンチウム）	1	6	10
I（ヨウ素）	10	50	4×10^3
Cs（セシウム）	30	20	20

原子力安全委員会決定「発電用軽水型原子炉
施設周辺の線量目標値に対する指針」より

表3　海産物の濃縮係数

チェルノブイリの事故がもたらしたもの

実際にチェルノブイリの事故ではどれくらいの被害が予想されるのでしょうか。『チェルノブイリ最後の警告』（高木仁三郎　七つ森書館）からデータを借用して考えてみましょう。

高木氏の計算では、原子炉からヨウ素が四〇〇〇万から五〇〇〇万キュリー、セシウムが三〇〇万から五〇〇万キュリーくらいでてしまったのではないかといっておられます。

一キュリー（Ci）というのは、毎秒三・七×十の十乗個の原子が崩壊するときにでる放射能です（現在採用されている単位は、放射能の単位としてベクレル、放射線の強度の単位としてグレイ、人体に与える影響の指標単位としてシーベルトで、一キュリー＝三・七× 10^{10} ベクレル、一〇〇レム＝一シーベルト、一〇〇ラド＝一グレイ)。

京都大学原子炉実験所の瀬尾健氏が計算して、「世界」一九八六年七月号に発表された値によると、それくらいの放射能がでたと仮定すると、

「風下方向一〇キロメートルの地点で二シーベルト以上」

「二〇キロで〇・七シーベルト」

「四〇キロで〇・二シーベルト」

と推定されています。これは事故の起こった場所での実測値です。

この放射線が何日か後には世界中にばらまかれたわけですが、日本ではどうだったのでしょうか。

ヨウ素131の半減期は八日です。

人間の喉のところにある甲状腺という器官は、全体で二五グラムくらいの大

きさですが、その中に約一〇ミリグラムのヨウ素を含んでいます。甲状腺は、ヨウ素をたくさん含んでいますので、からだ中のヨウ素がここに集まってきます。ですから、放射性のヨウ素を浴びると、そのヨウ素は甲状腺に集まります。甲状腺はいろいろなホルモンをだして、成長や発生、分化を促進する働きをしています。

牛乳などに混ざった、放射性のヨウ素、一〇〇〇ピコキュリー（pCi）を飲んだとすると、おとなの場合、甲状腺は約二ミリレムの放射線を浴びると計算されます。

レムは百分の一シーベルト。

ミリは千分の一ということです。

ピコというのは、十の十二乗分の一のことです。

一〇〇〇ピコキュリーは、〇・〇〇〇〇〇〇〇一キュリーです。

あとで表の中にでてくるナノというのは、十の九乗分の一ですから、一ナノキュリー（nCi）は一〇〇〇ピコキュリーになります。

また、高木氏のデータを引用させていただきましょう。おとなで二ミリレムになるのとおなじ一〇〇〇ピコキュリーの放射性のヨウ素を子供が口から食べたとします。

乳幼児の甲状腺の大きさはおとなの五分の一～十分の一なので、一〇～二〇ミリレムの放射線を浴びることになります。

このような値をヨウ素やセシウムなどについて足し合わせたものが被ばく線量になります。

表4はチェルノブイリの事故後、日本各地で検出された放射線の値です。ある人がこの食品を一日食べて、空気を一日吸った場合の被ばく線量を表5に示しました。

この人の被ばく線量は全体で一日二八マイクロシーベルトとなります。

一日二八マイクロシーベルトずつ半月間この環境に住みつづけると、この人

表4　各種の食品汚染の最高値（ヨウ素131）

食　品	検出地	日　付	汚染濃度
ホウレン草	茨　城	5月8日	0.38Br/g
牛　乳(原乳)	島　根	5月18日	25.09Br/ℓ
海草(ひじき)	茨　城	5月23日	0.04Br/g
水　道　水	岡　山	5月4日	1.63Br/ℓ
空　気(チリ)	福　井	5月7日	0.83Br/m³

(Br＝ベクレル)

表5　成人甲状腺被ばく線量の計算例

(表4の濃度の物質の一日摂取に対して)

	摂取量	汚染濃度	ヨウ素131 摂取量 (ベクレル)	被ばく線量 (マイクロシーベルト)
ホウレン草	100g	0.38Br/g	38.00	16.8
牛　乳	0.2ℓ	25.09Br/ℓ	5.02	2.2
海　草	40g	0.04Br/g	1.60	0.8
水道水	2.2ℓ	1.63Br/ℓ	3.59	1.6
空　気	20m³	0.83Br/m³	16.60	6.6
合　計				28

高木仁三郎『チェルノブイリ最後の警告』（七つ森書館）を
新規則表示に換算

の被ばく線量は約四二〇マイクロシーベルトとなります。

甲状腺のガンの発生率は、高木氏によると、

「一レムあたり一万分の一」すなわち、一万人にひとりですから、

「五〇ミリレムでは二十万人にひとり」ということになります。

これを日本人全体でみると、六百人ということになります。

同じようにして計算すると、キエフでは二〇万ピコキュリーくらいの放射性のヨウ素を取り込んだと考えられ、二百万の人口に対して千人程度の甲状腺ガンが予想されます。

表2で示したのは、国際放射線防護委員会（ＩＣＲＰ）のデータですが、それによると、甲状腺ガンの死亡率は、一シーベルトあたり、一万人に八人となっています。

一シーベルトは一〇〇レムですから、

「一レムあたりでいうと、百万人に八人」すなわち、

「十二万五千人に一人」ということになります。

　このＩＣＲＰの値はガンの死亡者をあらわしていますので、高木氏の計算値よりやや低くなると思いますが、それにしても少し差があり過ぎるように思えます。人体に関わることですから、このようなデータ自体、確実なものを得るのはむずかしいのでしょう。

　おとなでは、甲状腺に放射能を浴びても、発ガン率はほとんど変化しないといわれています。放射性のヨウ素によるガン患者がほとんど子供であるとすると、発症率は低くても見逃すわけにはいきません。年齢別の統計をとれば放射線による影響がもっとはっきりするかもしれません。

　ヨウ素より寿命の長いセシウムについて、ウィーンで計算されたデータを表6に示します。

　この結果から、オーストリア人の一年間のセシウム摂取量は約三万三〇〇〇ベクレルです。

表6　オーストリアの平均的な人のセシウム摂取予測量

（年間）

食　品	年間消費量 (kg)	セシウム濃度 (ベクレル/kg)	セシウム摂取量 (ベクレル)
ミルク	129	74	9550
果物・ジュース	80	74	5920
小麦	48	74	3550
牛肉	19	152	2890
チーズ	6.3	370	2330
ビール	110	19	2040
ライ麦	17	111	1890
野菜	68	11	740
豚肉	47	15	760
じゃがいも	62	11	670
ワイン	36	11	410
砂糖	36	11	410
蜂蜜	1	370	370
		小計)	31530
その他			1520
		合計)	33050

高木仁三郎『チェルノブイリ最後の警告』（七つ森書館）を新規則表示に換算

セシウムを一〇〇〇ベクレル取り込むと、〇・〇一五ミリシーベルトの被ばく線量になるというデータがあります。すると、オーストリア人ひとりあたりの一年間の被ばく線量は〇・五ミリシーベルトになります。

オーストリアの人口は七百六十万ですからアメリカのゴフマン博士の計算によると、このうち千五百人がガンで死ぬことになります。

そのほかの放射性の元素も考えて、チェルノブイリの事故でガンで死ぬ人はオーストリアで六千人、ヨーロッパ全体で数十万人と推測されています。

オーストリアで、毎年何人の人がガンで死ぬかわかりませんが、日本の厚生労働省の「人口動態統計」によりますと、一九八五年にガンで死んだ日本人は、十万人あたり、百五十六人となっています。この統計はすべてのガンを足し合わせたものです。

この割合をオーストリア人にあてはめてみますと、百五十六人×七十六で、一年に一万一千八百五十六人が自然にガンで死ぬことになります。

表6のデータによる、千五百人という値は、数十年間にガンで死ぬ人の数です。

自然のガンで死ぬ人が一年間で一万二千人とすると、二十年間では二十四万人となります。

チェルノブイリの事故によって起きたガンによる死者が、六千人とすると、その数は二十四万人と比べるとあまりにも少なく、これくらいの放射能では統計的にはっきりとチェルノブイリの事故でガンの死亡率があがったということは証明できないでしょう。

けれども、六千人がそのために死ぬとすれば、これは大変な数です。しかもそれをはっきり統計的に証明できないところにこそ、この問題のおそろしさの一端があると思います。

また、いま、私たちが計算のよりどころにしているデータが本当に正しいという保証もありません。けれども現在のデータからは、一部でいわれているように、隣近所で次々にガンで死んだというようなことは起こらないように思えます。家系として放射線に弱い家系があることは十分に考えられますが、親戚でもないのに、隣も向いもということはないのではないでしょうか。

自然のガンは成人病です。ところが、放射能によるガンは若い人がかかる可能性が高いので、年齢別の計算をすることが重要であると思います。

自然の発ガン率がなぜこんなに高いのでしょうか。

人間が長寿になったこととも関連があるでしょう。

けれども、いろいろな環境汚染が関係しているということはないのでしょうか。もし、環境汚染がガンの原因になっていても、その因果関係をつきとめるのは、なかなかむずかしいのです。

これまでに地上でおこなわれた、核爆弾の実験で地球上に降った放射能はチェルノブイリの事故による放射能の十〜二十倍であると、カリフォルニア大学のゴールドマン氏は計算しておられます。

これには異論もだされていますが、氏の計算によると、核実験は人間の居住地域から離れたところでおこなわれているので、チェルノブイリの事故による放射能汚染は、これまでの全核実験による汚染の六〇パーセントくらいであろうということです。

ゴールドマン氏の報告はふたつのおそろしい事実を示しています。

そのひとつは、私たちはすでにそんなに放射線を浴びてしまっているということです。

もうひとつは、今回のチェルノブイリの事故ではこれまでの全世界の核実験に相当すると言っていいほどの放射能が漏れたと考えられることです。

〝自然の〟発ガン率の何パーセントかは核実験によるものでしょう。けれども、それを証明する手だてを私たちはもちあわせていないのです。

人間は原子力に手を出してはいけません

原子力を使うことの問題は、事故だけにかぎりません。

原子力を使うことによって、たくさんの放射能に汚染されたごみがでます。廃棄物です。

半減期の長い元素はどう処理してよいかわからないのが現状です。

コンクリートに封じ込んで海に捨てたら、コンクリートがこわれて、海に流れでたことがありました。

ひとりの人が一年間に使う電気を原子力発電で生産するためにでる放射性のごみを、まあまあ安全というところまで水で薄めようとすると、一〇〇万トンの水が必要と高木氏は計算しておられます。

千年たっても一〇〇〇トン。

百万年たっても一〇トンの水が必要だそうです。

ニューヨーク州のショーハム原子炉は五百億ドルかけてつくられましたが、これを閉鎖するために一九八八年の六月にニューヨーク州が一ドルで買い取りました。

けれども、ニューヨーク州も放射性の燃料棒をどうやって処理してよいかまったくわからないということです。私たちは子供たちにたいへんなごみを押しつけようとしているのです。

海豹のはらわたが
すてられたまま
いつまでたっても腐らないでいる

無菌地帯では
亡べないものたちが　荒涼として
つみかさなっているという

いや　事態は
もっとわるいのかも知れない

（村野四郎「暗い春」より）

原子力を使えば、このようにおそろしいごみがたくさんでます。誰もその処理方法を知りません。地球が壊滅するような大きな事故が起こらなくても、小さな事故でも起これば、放射能がまわりにもれます。それが次第に積もってきます。

そして、その線量に比例して細胞の中の情報テープに傷をつけつづけます。いちばんおそろしいことは、卵や精子の情報テープについてしまった傷は卵細胞や精子を通して未来永劫いつまでも子孫に伝えられるということです。地球を放射能で汚染していけば、半減期の長い元素の放射能は増え続けるでしょう。

そして、突然変異も蓄積していくでしょう。

私たちは四十億年前にこの地球上にあらわれた生命から進化してここまできました。

人間だけではありません。

たくさんの生物が進化して、それぞれ食べ物を供給しあい、助け合ったり戦ったりして今日まで生きてきました。

豊かな自然が生物たちのすみかでした。

四〇〇〇〇〇〇〇〇〇〇年もの間ですよ！

ひとりの人が百年生きるとして、その四千万倍の間、平和に続いてきた地球の生命活動を、この私たちが取り返しのつかないものにしようとしているのです。

もちろん、いま、私たちが急性の放射線障害やガンで死ぬことも問題です。先天性異常児が増えることも困ります。けれども問題はもっともっと大きいのです。

私たちは、何をしようとしているのかということを宇宙的な時間のスケールで見なければなりません。

私たちの細胞の中には情報テープに放射線がつけた傷をなおす酵素（修復酵素）が含まれています。

すでに述べたように、私たちは岩石や宇宙線から絶えず微量の放射線を受け続けています。

生命が地球上に誕生してからこのかた情報テープは放射線の影響を受けていますそれが細胞にとって好ましくないものであるために、情報テープにできた傷をなおす能力のあるものが進化の過程で選ばれて生き延びてきました。

それでもなお、天然の放射線によって一部のガンが引き起こされていると考えられています。

人工的な高濃度の放射線を浴びた場合には、この程度の修復酵素では間に合わないでしょう。

けれども、なかには生まれつき異常に高い濃度の修復酵素をもっている人がいるかもしれません。

修復酵素をたくさんもっている突然変異です。

そういう人が一億人にひとりいるとすると、世界中で何人の人が生き残れるでしょうか。

まるでノアの箱船ですね。これは私の空想に過ぎませんが、こんなことも考えられないわけではありません。

だあれも答へない　誰も笑はない　私はひとり歩いてゐる
最後の家の所まで　私はとほくに　日はいつまでも暮れないのに
私はひとり歩いてゐる　私はとほくに歩いてゐる
（立原道造「傷ついて、小さい獣のやうに」より）

放射能はこのように生物にとってたいへんおそろしいものです。

生物は放射能にはたいへん弱いのです。

私たちはすでにいろいろな化学物質で地球をよごしてしまいました。

けれども放射性物質による汚染は、これまでの化学物質による汚染とは比較にならないほどおそろしいものです。

しかもそれがチェルノブイリの事故のように空高く噴き上げて地球中に降っ

てくるのです。

また、私たちは、捨てかたもわからないごみを自分たちの欲望や快楽のためにどんどんつくりだして、地球をよごしているのです。
人間は原子力に手をだしてはいけません。原子力は禁断の木の実です！

要するにどうすればいいか、といふ問は、
折角たどつた思索の道を初にかへす。
要するにどうでもいいのか。
否、否、無限大に否。

（高村光太郎「火星が出てゐる」より）

これ以上エネルギーが必要ですか

原子力を使わないと、どうなるのでしょうか。

それには、まず世界のエネルギー事情を考えてみなければなりません。わが国では、ふんだんにエネルギーを使っていますが、発展途上国では必要なエネルギーさえも満足に供給されていないということです。

これらの国々の発展にともない、世界のエネルギー消費量はますます増加することが予想されます。

石油などの燃料は、価格が不安定であることと埋蔵分布に片寄りがあるために、世界の経済摩擦の原因になっています。また、これらの燃料を使うことによる環境汚染の問題も深刻です。

先進国でエネルギー消費の観点から問題になるのは、「農業」と「都市」と「輸送」です。

特に農業におけるエネルギー消費はどんどん増えつづけているということです。

石油などの天然資源は現在では埋蔵量がわからないほどあるかもしれません。けれども、ここでも私たちは宇宙的な時間のスケールでものごとを考えなければなりません。

おそらく、私たちの子孫はもっとよいエネルギー源を見つけるでしょう。けれども、それがいつになるのかわかないのですから、かれらが資源の枯渇や環境の汚染で困らないようにしておくことが、前の時代を生きるものとして、当然わきまえるべきことではないでしょうか。

いま、日本に電気が十分にあるかどうかという問題ではないはずです。

私たちの生活上のぜいたく志向は際限なく増大します。しかし、私たちの心がけしだいで、これからのエネルギー需要の増大を抑えることが可能であると考えられます。

日常生活でのエネルギーの使い方、レジャー、自家用車の使用や遠隔地の物を買ったり、送ったりということを見直すだけでもかなり、エネルギーの節約ができるのではないかと思われます。

電球を普通の電球から蛍光灯電球に代えると、消費電力が四分の一くらいになります。蛍光灯電球は少し高いのですが、長持ちしますので、損はありません。

ポットは昔の魔法瓶に、トイレの便座は、寒冷地でないかぎり、タオル地のマットで十分なはずです。便座を温める場合には、便座の蓋を閉めることを忘れないようにしましょう。

待機電源は切るようにしてください。

私の知人で、太陽光電池を屋根に設置し、電気を電力会社に売って、年間数万円単位のお金を得ている人がいます。

また、エコ給湯にしたことで、月に一万五千円から二万円だった電気代が千円から千五百円になったという話も聞きました。

テレビ、ラジオは観たい、あるいは聴きたい番組の時だけスイッチを入れて、つけっぱなしはやめましょう。

もちろん、寝たきりの老人や赤ちゃんのいる家庭では乾燥機はたいへんありがたいものでしょう。

コンクリートのマンションでは夜間の冷房も必要かもしれません。

これらの機器が一概に悪いというのではなく、環境汚染問題を引き起こしてまで使うことを許される状況に自分があるかどうかを常に考えながら、選択をしていく必要があるのではないでしょうか。

私たちはあまりにも無神経にエネルギーを浪費していないでしょうか。

そのような機器に頼り過ぎて、自然の恩恵を拒否する結果になっているのではないでしょうか。

何か大切なものを見落としていないでしょうか。

二〇〇四年時点で、アメリカは、世界の全エネルギーの二二パーセント、中国が一八パーセント、日本は五パーセントを消費しているといいます。ひとりあたりのエネルギー消費量は、アメリカは日本の二倍です。

気を許せば、私たちもまだまだエネルギーを消費する可能性があります。生活の質を落としても、エネルギーを節約しようではありませんか。そのような生活を通して私たちが見失っていたものが見えてくるように思われます。

それでもなお原子力発電は必要なのでしょうか。

経済産業省が編集した『エネルギー二〇〇六』は、一九八八年のわが国と世界のエネルギー状況をいろいろな点から分析したものですが、これを読んでもなぜ原子力発電をやめることが非常に危険なのかということは私にはわかりませんでした。

これこそ、いま、あきらかにされるべき一番大切なエネルギー問題のポイントであると思われるのですが……。

それはこころの問題です

環境汚染は放射能だけではないことを私たちはよく知っています。

なぜ食べ物にいろいろな添加物をいれなければならないのでしょうか。

なぜ作物に農薬をまき散らさなければならないのでしょうか。

なぜ放射線を照射したジャガイモを食べなければならないのでしょうか。

なぜクリスマスにみごとなイチゴを食べなければならないのでしょうか。

食べ物の旬はどこへいってしまったのでしょうか。

私たちは、なぜいながらにして、世界中のおいしいものを食べなければならないのでしょうか。

なぜ「ぬかみそ」をモーターでかきまぜなければならないのでしょうか。消費電力の問題ではありません。こころの問題です。

いまに、ペットを撫でる電気器具だとか子供のお尻をたたく電気器具ができるのかもしれません。

勉強をはじめる前に鉛筆をきれいに削ることは、こころを静め、気持ちを引きしめて、勉強をするのだという心構えを導きだしてくれました。電気鉛筆削りによって、この厳かな儀式は失われてしまいました。

おそらく私の知らないような不合理なことが、もっともっとおこなわれていることでしょう。

不合理の親だまが原子爆弾であることはいうまでもありません！

一部の人がより大きな利益を上げるために、環境はどんどん汚染されていきます。

私たちは何の考えもなしに、一部の人たちの欲に踊らされて快楽にふけっています。
私たちはますます怠惰になります。
環境の汚染よりも経済の安定のほうが大切なのでしょうか。
私たちは浮かれ過ぎてはいないでしょうか。
おごり過ぎてはいないでしょうか。
快楽に大きな危険と犠牲がともなっていることに気づいているでしょうか。
快楽をいくら追い求めてもそこに満足は得られないことに気づいているでしょうか。
欲望は際限なくふくらむことに気づいているでしょうか。
快楽も欲望も捨て去ったところに本当の満足があることを知っているでしょうか。

人の世

一、一日一日をていねいに、心をこめて生きること
二、お互いの人間存在の尊厳をみとめ合って（できればいたわりと愛情をもって）生きること
三、それと自然との接触を怠らぬこと

結局のところ人の世の詩も幸せもこの他になく、それ以外はすべて空しいことにすぎないのではないかな。

これは、医師であった細川宏氏が、ガンでなくなる二十八日前に書き残されたものです。これは細川氏だけでなく、多くの宗教家や修行者や思索者や苦し

みを生き抜いた人々が到達する共通の結論です。

すべての欲を捨て去ったときに、人間は人間にとって一番大切なものが何であるかということを知るのです。

私たちはこの広大な宇宙の一点に生きています。

百五十億年という宇宙の歴史の一点に生きています。

時間的空間的に宇宙というスケールで自分を見つめてみようではありませんか。

この宇宙の中で、人間とは自分とはいったい何なのでしょう。

四十億年の生命の歴史の中で、私とはいったい何なのでしょう。

人間はどこからきて、どこへいくのでしょう。

私はこの生涯に初めて足を踏みいれた刹那のことを何も知らなかった。

真夜中の森の蕾《つぼみ》のように、私をこの広大な神秘の懐中《ふところ》に咲かせてくれたのは何の力であったのか。

（R・タゴール「ギーターンジャリ」より　渡辺照宏訳）

私たちは原始的な生物から四十億年という想像を絶する時間をかけて進化してきました。

それだけの時間をかけて、地球という自然環境の中に生きるようにつくられているのです。

それをたかだか数百年の近代科学の歴史しかもたない浅はかな知恵で自然を支配しえたかのような錯覚に陥っているに過ぎません。

エネルギー問題だけではありません。

化学においても、工業においても、医療においても、私たちは自己を見失っているのではないでしょうか。

人間は何でもできると思い上がってはいないでしょうか。

人間は「虫けら」と同じ生き物であるということを忘れてはいないでしょうか。

人間としての節度を忘れているのではないでしょうか。

ひとりひとりの自覚から

チェルノブイリの事故は、原子力発電のおそろしさばかりでなく、国家が、会社の幹部が、学者が、いかに頼りにならないかということを教えてくれました。

肩書は人間を弱くし、不自由にするもののようです。

また、人間はものごとの全体を見る能力が劣っているように思えます。ものごとのひとつの側面にのみ目がいきがちです。

私は一つの思想を見いだした。ゴーヴィンダよ。おん身はそれをまたしても冗談あるいはばかげたことと思うだろうが、それこそ私の最上の思想なのだ。それは、あらゆる真理についてその反対も同様に真実だということだ！　つまり、一つの真理は常に、一面的である場合にだけ、表現され、ことばに包まれるのだ。思想でもって考えられ、ことばでもって言われうることは、すべて一面的で半分だ。すべては、全体を欠き、まとまりを欠き、統一を欠いている。

（H・ヘッセ「シッダールタ」より　高橋健二訳）

ものごとのひとつの側面しか見ることができない、これが人間のほんとうの姿なのではないでしょうか。

それはしかたのないこととしても、やはり研究者は自分の研究だけに閉じこもらず、他の分野の研究にも目を向けて広い視野をもつように心がけるべきでしょう。

けれども、科学は急速に進歩していますから、すべての分野に精通することは不可能です。そのことを一般の方々もよく認識して、確実なものとそうでないものをみわける目を養わなければなりません。

研究者の方々には、新しい代替エネルギーの開発に力をいれていただきたいと切望します。

安易に原子力に頼るかぎり、よい知恵は浮かばないでしょう。

また、正確な情報を素人にもわかるように提供してくださるようにお願い致します。

一般の人々を適当にいいくるめるのではなく、すべてのひとが納得のいくまで説明する労を厭わないでいただきたいと思います。

科学の中で、一般の人々の生活と密接に結びついている部分に関しては、それをわかりやすく説明することも科学者の大切な義務であるということを自覚していただきたいのです。

私たちは、どうすればエネルギーの消費を節約できるかということを真剣に語り合わなければなりません。

いろいろな生活スタイル、いろいろな価値観をもった人々がいろいろな状況で生活しているのですから、それぞれの生き方に合ったエネルギーの使い方を選択できるような方法を考える必要があると思います。

その選択の中で、人類の築いた文明を楽しむことができるのではないでしょうか。

電気やガソリンのように、エネルギーとして私たちが使うものだけでなく、すべてのものはエネルギーの消費とつながりをもっています。紙一枚にしても、原料の採取、輸送、紙の製造、包装、輸送、販売とたくさんのエネルギーの消費の結果作られたものです。子孫に美しい地球を渡すために、すべてのものを節約しようではありませんか。

快楽にふけって、エネルギーやいろいろなものを消費し続けることは、地球とそれを取り巻く環境を汚染し、生物の生存するかぎり子孫に伝えられていく、DNAの傷、突然変異が蓄積していくのだということを肝に銘じようではありませんか。

原子力発電の問題も、こうなるまで気づかなかった私たちにも責任の一端はあるように思えます。

一部の人を責めるのではなく、これを人類の過ちとして、ともに解決に向けて努力することはできないのでしょうか。

ニューヨーク州が一ドルで買ったショーハム原子力発電所の閉鎖にともなって、電力会社が背負い込んだ負債を、その地域の住民がわけもとうとしていますす。すでにこの地域の人々は、アメリカで二番目に高い電気料を払っていますが、さらにこれから年に五パーセントの値上げを受け入れたということです。

さういふ事はともかく忘れて

みんなと一緒に大きく生きよう。
見えもかけ値もない裸のこころで
らくらくと、のびのびと、
あの空を仰いでわれらは生きよう。
泣くも笑ふもみんなと一緒に
最低にして最高の道をゆかう。

（高村光太郎「最低にして最高の道」より）

目覚めようではありませんか！
地球と生命をまもるのはわれわれ庶民なのです！
子孫に美しい地球を残すために世界の人々と手を取り合って、ひとりひとりが自覚して行動する勇気をもとうではありませんか。

あとがき

自分のお腹の中で、もうひとつの生命を育んでいく不安と期待。そして苦しみの後に聞くわが子の産声。これは人間の一生のうちでも、もっとも感動的なできごとです。

健康な赤ちゃんをはじめて抱いて頬を寄せた時の喜びを、一人でも多くのお母さんと分かち合いたいと思い、私は先天性異常の研究をしてきました。その手段として、私は放射能をもつ物質を実験に使っていました。

放射性物質を使って実験する時は、放射能漏れがないように、厳重に管理された部屋でおこなうように、法律で定められています。

その部屋に入るには、スリッパを履きかえ、白衣を替えます。実験台の上には、ビニールで防水した紙を敷き、ゴム手袋をはめます。たった一滴の放射性物質を扱うにもこれだけの準備が必要です。

実験に使ったものは針一本、ティッシュ一枚に至るまで、そこに付着していると考えられる放射能をノートに記載して、所定の場所に集めておきます。とくに、実験にもちいた廃液の処理は慎重にしなければなりません。高レベルの放射能を持つ廃液は、大きなプラスチック・ボトルに入れます。この廃液は、定期的に管理業者によって集荷されていました。

このように放射性物質は、厳重な管理のもとで使わなければならないものですが、この本で述べてきたような生命科学の知識も放射性物質がなければ、ほとんどえられなかったと思います。

しかし、小規模な一つの研究所からもかなりの廃棄物が出ます。これほど厳重に注意して使わなければならない放射性物質を、どこでどのように処理しているのだろうかという疑問がいつも私の頭を離れませんでした。

まして、原子力発電のように工業レベルで放射性廃棄物を生み出すとしたら、地球はいったいどうなるのでしょうか。

ここ数年の間に、放射能や原子力発電の恐ろしさについて書いた本がたくさん出版されました。けれども、放射能の恐ろしさを生命科学的な観点からしっかりと説明した本がないことに私は気づきました。

放射能のほんとうの恐ろしさは、突然変異の蓄積にあると思います。原子爆弾や原子力発電の事故によって、地球が壊滅してしまわない限り地球は汚染され、すべての生物において突然変異の蓄積が進みます。その結果、何が起こるのかということを予想するのは難しいでしょう。

生命の自然の歴史に、人為的な因子を加えることは、私たちの快適な環境を損うことになるでしょう。進化の時計が狂ってしまうかもしれません。進化の方向が変わってしまうかもしれません。

いずれにしても、四十億年の生命の歴史の中で生きるように作られてきた現在の生物にとって、それは好ましいことではありえません。

これから生まれてくるたくさんの子孫に、美しい地球を残すには、快楽のために無制限に放射性物質を使ってはならないことだけはあきらかです。

最後に、この本を書くきっかけを与えて下さった大樹比沙子氏、原稿を読んで貴重な御意見をお寄せ下さった景山眞氏、松田崇氏、河内基子氏にお礼申し上げます。出版に際しましては、笠伊次郎氏、地湧社の増田正雄氏、浅海邦夫氏、山下青史氏にお世話になりました。

昭和六十三年十月

多摩市にて　柳澤桂子

文庫版への長いあとがき

チェルノブイリの原発事故に驚いて、この小冊誌を書いてから、十九年の歳月が流れた。

はじめは目に見えたガン患者は増えないのではないかと予想したが、それは、ソ連（当時）が、拡散した放射能の値を偽っていたからであった。

二〇〇〇年四月の事故十四年目の追悼式で、ロシア副首相は、事故当時の現場処理に携わった八十六万人の作業員のうち、五万五千人以上が亡くなった事実をあきらかにした。

二〇〇五年には、ロシアの社会保険発展相が、この事故で健康を害した人は、ロシアで百四十五万人であると述べている。

二〇〇六年の四月現在、ロシア、ウクライナ、ベラルーシの健康被害者は七百万人とされる。なかでも、これらの国の子供たちの白血病と甲状腺障害は悲惨なものである。

また、事故後に生まれた十八歳以下の子供たちのなかで、体内被ばくによって健康を害している人は二十二万六千人いるという。

被害は年を経るにつれて大きくなるであろうし、そのうちに肝臓ガンなどの晩発性のガン患者があらわれるであろう。

原子は、陽子、中性子、電子からなっているが、ウランなどの重い原子核に中性子をあてると、原子核が二つに割れる「核分裂反応」が起こる。原子核が分裂すると、ほとんどおなじ大きさの二つの核になる。重い原子核ほど中性子の割合が大きいので、軽い核に分裂すると、余分の中性子がこぼれる。このこぼれた中性子が、次の原子核にあたれば、それを分裂させて、さらに新たな中性子が出てくる。このようにして、次つぎに原子核を分裂させていくことができる。この反応を連鎖反応と呼んでいる。

ウランの固まりが小さいと、核分裂で発生した中性子は、次の核分裂を起こさないうちに外に逃げてしまうものが多くなり、連鎖反応は起こらない。ちょうど適当な大きさの固まりであると、外へ逃げたりせず、残りの中性子が核分裂の数を増やしもせず、減らしもしない程度になって、ある一定の割合で核分裂をつづけさせることができるようになる。この状態では、爆発的でなく、持続的なエネルギーの放出が起こる。これが原子炉の原理である。

原子炉のなかには、中性子を吸収しやすい棒が入れてあり、それを出し入れすることによって中性子の数の微妙な調節をおこなうことができる。

核分裂反応が一定の割合で維持されている状態を臨界というが、原子炉では、制御棒の出し入れによって、核分裂反応を臨界に保つことができる。

核分裂から最大限のエネルギーを得ると原子爆弾になってしまうので、原子炉のなかでは、核分裂をコントロールして、穏やかに反応させ、適度の熱エネルギーを取り出している。

核分裂に重要な役割をはたすのは、U-235と呼ばれる同位元素である。同位元素というのは、原子番号が同じで質量数の異なる核種のことである。天然のウランのU-235のレベルは、質量比で〇・七二パーセントであるが、これを二パーセントから九四パーセントにまで濃縮することができる。

この濃縮ウランを取り出す過程で、副産物が出てくる。U-235の割合が〇・七二パーセント以下のウランのことを劣化ウランという。

劣化ウランは天然のウランよりもかなり放射能は弱いが、これがイランで軍事目的でもちいられて世界の批判を浴びた。

日本では、ウランはすべて輸入している。日本で主に使われている原子炉である軽水炉でウランを燃焼させると、ウランの一部がプルトニウムに変化する。この燃え残っているウランを再処理して、プルトニウムを取り出し、再度燃料として利用すれば、ウランの利用効率を高めることができる。プルトニウムを軽水炉で燃やすことをプルサーマルという。

高速増殖炉はウランからプルトニウムへの転換効率がすぐれているので、これを使えば、ウラン再利用の効率が上がる。また、原子炉から取り出した燃料のなかに、核分裂をする燃料として使えるものが残るので、それをもう一度使うのが核燃料サイクルである。

このようにうまく行くはずであったが、日本の原発は、多くの困難に遭遇している。

一九九五年十二月八日、福井県敦賀市《つるがし》にある高速増殖炉「もんじゅ」で事故が起きた。「もんじゅ」の二次主冷却配管から大量に冷却剤として使っていたナトリウム七五〇グラムが漏れて、火災が発生した。ナトリウムが空気中の水分や酸素と反応したのである。

さいわい人間への放射性物質による急性の被害はなかったが、この事故が、国内初のナトリウム漏れ事故であったことと、事故後の動力炉核燃料開発事業団の情報公開の仕方に問題があったため、国民に不安感と不信感をあたえた。

一九九七年九月十日、国は「もんじゅ」の一年間の運転停止という行政処分命令を出した。高速炉の必要性が、イギリス、ドイツなどで縮小の方向にあるのも一つの原因だと思われる。

二〇〇一年福井県と敦賀市は、運転再開に向けた改造工事のための安全審査を受けることを受諾した。運転停止中の現在も、冷却剤のナトリウムを温める電気代などに、維持費は年間百億円かかっている。

日本の原子力施設史上最悪の茨城県東海村の事故は一九九九年九月三十日に起こった。核燃料加工会社ＪＣＯで、作業員が一九パーセントに濃縮されたウランを扱っているとき、突発的な臨界現象が起こり、核の連鎖反応が起こりはじめたのである。作業員は、きめられたマニュアルを守っておらず、また会社も黙認していた。

二人の作業員が多量の放射線を浴びて死亡した。このときの放射線の量は一人が二〇シーベルト、もう一人が一〇シーベルトであったとされている。

事故が起こったのは午前十時三十五分であったが、午後四時になっても施設付近の放射能レベルは高く、中性子の連鎖反応が続いていることを示していた。臨界反応は十七時間続いて、明け方になってやっと止まったが、政府はIAEA（国際原子力機関）に虚偽の報告をしてそれほど大きな事故であったことを隠していた。

臨界反応というのは、爆発の一段階手前であるから、これは大変な事故である。このとき、現場から三五〇メートル以内に居住する人々は避難させられた。

その後日本では原子炉のシュラウド（炉心隔壁）に亀裂が見つかった。それも一つや二つではなく次々に見つかったのである。さらに管理のずさんさや作業のずさんさがたくさん発見された。

二〇〇七年三月十五日になって、石川県の北陸電力、志賀《しか》原発一号機で、停止しているはずの原子炉が臨界状態になるという事故があったことが明るみに出た。事故が起きたのは一九九九年六月十八日であった。八年もの間事故が起きたことは隠蔽されていたのである。

定期検査中に制御棒の急速挿入試験をするための準備をしていて、弁の操作順序をまちがえたことがきっかけで、三本の制御棒が抜けた。

制御棒は、中性子を吸収して、反応を弱めるために挿入しているのであるから、三本の制御棒が抜けたことは大変なことである。

原子炉は臨界状態になって、出力が上昇しはじめたため、原子炉自動停止信号が発せられたが、制御棒の緊急挿入装置は働かなかった。

緊急時には、窒素ガスの圧力が制御棒駆動機構のピストンにあたえられ、制御棒が挿入されるようになっている。この窒素ガスの圧力は、水圧によって上げられるが、ピストンを押し上げる水が流れる弁が閉じられており、窒素ガスの充塡もおこなわれていなかった。

十五分後、試験のために閉じていた弁を開いたところ、制御棒が原子炉に挿入され、事なきを得た。

志賀原発の制御棒の事故があきらかにされると、他の原発からも次々と臨界事故の報告があった。一九八八年、東北電力の女川《おながわ》原発（宮城県）、一九九一年、中部電力の浜岡原発（静岡県）、一九九三年には東京電力の福島第二原発（福島県）、二〇〇〇年には同じく東電の柏崎刈羽《かりわ》原発（新潟県）で起きた。これらの大事故も公表されていなかった。

今回明らかになった事故、不正は日本中で八十九件、しかも、東電では、事故隠しは一切しないと誓ったあとに隠されていたのである。

原発では絶対に事故は起こりませんといったのは、いったいどこの誰だったろう。この管理のずさんさ、危険なものを扱っているという意識の欠如は信じがたいことである。

このようなごたごたが起こっている二〇〇七年三月十五日に能登半島に震度六強（M6・9）という大地震があった。地下の活断層の活発化によるもので、志賀原発は、わずかに活断層からずれていて、被害を免れたが、日本中のどこの原発でも、いつ地震に見舞われるかわからない。志賀原発でもこんなに大きな地震は想定外であったという。

鉱山で発掘されたウラン鉱石は濃縮し、成形加工されて、原子力発電所で燃やされる。ここで使用済み燃料ができるのであるが、これが問題である。このままにしておいたのでは、放射能をもった使用済み燃料はたまるばかりである。日本では、この使用済み燃料の処理ができなかったので、フランスなどの外国に頼んで処理してもらっていたが、いつまでも他国に頼るわけにはいかない。外国では、もう処理をしてくれなくなったばかりか、残っている使用済み燃料を返してきた。

それで、青森県の六ヶ所村に再処理工場をつくって、ここで使用済み核燃料を再処理して、プルトニウムを取り出す計画が立てられた。

取り出したプルトニウムはウランと混ぜて、高速増殖炉で燃やす。するとふたたび使用済み核燃料ができるが、これを再処理することによって、プルトニウムを取り出すことができる。そして、ふたたびウランとプルトニウムを混ぜて、原子力発電に使用することができる。こうして、使用済み核燃料から再処理によってプルトニウムを取り出し、ウランと混ぜて高速増殖炉で燃やすことによって、長期にわたり原子力発電を続けることができる。

これが国の計画だったが、一九九五年十二月に起きた福井県の高速増殖炉「もんじゅ」からのナトリウム漏洩という大事故で、高速増殖炉の利用は暗礁に乗り上げた。

当時六千億円かけて建設されたこの増殖炉は、すでに述べたように、冷却用ナトリウムの維持などのために、現在は年間百億円の費用を消費している。

その後、国は高速増殖炉の使用を一時やめて、プルトニウムを混合酸化物燃料（ＭＯＸ）として軽水炉を利用することを考えた。軽水炉は外国でも使われているが、非常に危険な方法で、たくさんの高レベル放射性廃棄物が出る。

軽水炉ではウランを使った原子力発電でできた使用済み燃料から再処理によって分離されたプルトニウムをウランと混ぜて、混合酸化物燃料（ＭＯＸ）に加工し、燃やす。このサイクルを続けることによって、電力は長期に供給されるのである。

一九九七年にプルサーマルを早急に開始する必要があるということが閣議で了承された。これを受けて、電力会社は国とともに二〇一〇年には十六〜十八基の原子力発電所でプルサーマルを実施するという具体的な計画を発表した。

九州電力は佐賀県の玄海原子力発電所に働きかけ、経済産業省の原子力安全・保安院の許可を取った。そして、安全を保証するという建前で、佐賀県知事の了承も得た。四国電力は、愛媛県の伊方《いかた》原子力発電所に経済産業省の許可を取った。県もプルサーマルをおこなうことを了承し、近隣の町からの反対を押し切って決着をつけた。

そのようななさなか、二〇〇六年三月三十一日に六ヶ所村の核燃料再処理施設が試運転を開始した。

再処理工場というのは、使用済み燃料を切り刻んで、硝酸溶液のなかに溶かして、使用済み燃料のなかにあるウラン（九四パーセント）、プルトニウム（一パーセント）、核分裂生成物（五パーセント）を分けて取り出すための施設である。

このたびの運転では、十七カ月かけて、約四三〇トンの使用済み核燃料を処理して、四トン前後のプルトニウムを抽出する予定である。

この目的は一パーセントのプルトニウムを取り出すことであるが、使用済み核燃料を切り刻み、硝酸で溶解した時点で、希ガスと呼ばれるガス状の放射能が大気中に放出される。代表的なものはクリプトン85である。事業者の日本原燃は、最初は希ガスの回収装置をつけるといっていたが、結局回収はできるが固定化ができないとして、これを取り付けないことになった。

放射性の炭素14も大気中に放出される。海洋中には、トリチウムなどのいろいろな放射能が放出される。

放射能の除去装置を設置することは経済的にあわないとして、真剣に開発に取り組もうとしていない。再処理工場は、「原発一年分の放射能を一日で出す」といわれている。

原子力発電所では、施設の運転による公衆の被ばくについて、年間〇・〇五ミリシーベルト以下を目標とすることが指針で定められている。しかし、再処理工場では、線量を定める指針はなく、「合理的に達成できるかぎり低い」ことが求められているだけである。

この原子炉から空へ放出される放射線は、クリプトンなどの希ガスを除いて年間四〇〇〇万ミリシーベルトである。これは五千七百人分の吸入摂取致死量に当たる。

一方、海への放出量は年間三億三〇〇〇万ミリシーベルトで、これは四万七千人分の経口摂取致死量にあたる。

二〇〇五年に、米国科学アカデミーは、低線量の放射線の影響について、世界初の大規模な疫学調査の結果を発表した。それによると、放射線被ばくは、低線量でも危険であることがわかった。

これまで、低線量の被ばくは危険でないとの意見もあったが、この結果によって、その説は否定された。

結局住民の健康よりも、原子力発電をスムースにおこなうことの方がたいせつなのであろうと疑いたくなる。

二〇〇六年三月三十一日に運転を開始した再処理工場の建物のなかで、五月二十二日に放射線管理区域内で着る衣服に放射能の汚染が発見された。この衣服を着ていた作業員の排泄物から微量放射能が測定され、この作業員が、微量の放射能を体内に取り込んだと考えられた。

六月二十四日にもふたたび、下請け作業員の被ばく事故が発生した。この作業員も内部被ばくを受けたと推定される。このときは、床も相当汚れたと考えられ、頻発するこのような事故に対する日本原燃の被ばく管理、安全管理のあり方が問われるところである。

ところが、六ヶ所村再処理工場の安全管理体制の評価結果を青森県知事に報告するために県庁を訪れた日本原子力技術協会理事長・石川迪夫氏は「体内被ばくを皆無にするのは不可能だ」と語った。

このようないい加減な気持ちで、原子力施設を動かすことはあってはならないことである。

そのほかにも、使用済み燃料貯蔵プールの水漏れや高レベル放射性廃棄物の保管施設の設計ミスが見つかったが、国は施設を再点検させ、試験開始の決定を下した。

国が急ぐには訳がある。全国五十五基の原発で発生し、貯蔵されている使用済み核燃料は二〇〇五年九月末で累積一万一五七〇トンに達する。東京電力と関西電力の一部の原発では貯蔵能力の余力が少なくなっている。

再処理がはじまらないと、使用済み核燃料を入れるところがなくなる可能性がある。

しかし、再処理を軌道に乗せるには、取り出したプルトニウムを利用するため、二〇一〇年までに十六から十八基のプルサーマル計画が必要である。二〇〇七年現在、プルサーマルを引き受けている原発は、全国で二基だけである。

使用済み核燃料の再処理は、二〇〇七年八月から、本格稼働される予定であったが、相次ぐ事故やミスのために、延期せざるを得なくなっている。

プルトニウムがあればすぐに原子爆弾が作れるので、たくさんのプルトニウムを抱え込むことは諸外国から疑念の目を向けられる。外交上も好ましくないことである。

低レベルの放射性廃棄物は空気中に廃棄し、あたりの海に流すが、高レベル放射性廃棄物の処分も頭の痛い問題である。

高レベル廃棄物は、ガラスを溶かして混ぜて、ステンレスの容器に入れて地中に埋めるという計画がある。

放射能の寿命は長いので、何万年もの間管理しなければならない。そんなに長くこの固形物が保つという保証は何もない。何万年も先の私たちの子孫が困るかも知れないようなことをどうしてすることができるのであろう。その人たちの人格を疑う。

二〇〇〇年五月三十一日「特定放射性廃棄物の最終処分に関する法律」ができた。特定放射性廃棄物とは、高レベル放射性廃棄物のガラス固化体のことである。十月十八日には「原子力発電環境整備機構」の設立が許可され、ここでガラス高レベル放射性廃棄物を処分することになった。

実際の処分開始は二〇三五年頃、費用は電力会社が負担することになった。原子力発電環境整備機構は、二〇〇二年十二月から候補地の公募をはじめている。文献調査に応じるだけで二億円、ボーリング調査などをさせれば最高七十億円の交付金が受け取れるとあって、高知県の東洋町が周囲の反対を押し切って応募した。

ところが、この応募に反対する新人候補との間で選挙戦がおこなわれ、応募派の現職町長が敗れて、この応募は白紙に戻った。

このように架空の安全性の上に、国の原子力計画は熱心に進められている。計画どおりにいけば電力会社も大喜びである。

テレビを観ていただきたい。どれだけ電気を消費するように宣伝されていることか！　建物のイルミネーション、樹木のイルミネーション。そんなことに電気を使うほど私たちはエネルギーに恵まれているのだろうか？

新しいマンションは、全装置の電化を売り物にしている。電気を使えば、高放射性廃棄物がたくさん出て、それを処理する術を私たちはもっていないのだというのに！

国や電力会社は何を考えているのだろうか。自分たちが、今、よければ私たちの子孫がどんなに苦しんでもよいというのだろうか？

皆さん、どうぞ放射能の恐ろしさをお友達に、家族に知人に話していただきたい。人類は滅亡するかも知れないのだ。私たちは節約をして生きなければならない。特に電気は節約しなければならない。力を合わせて、地球を守ろうではないか！

『いのちと放射能』文庫版の出版にあたり、原子力資料情報室の伴英幸氏、西尾漠氏には、原稿に目を通していただいたり、資料を提供していただいたり大変お世話になった。表などに使った資料は、伴氏から提供していただいたものである。心から感謝申し上げる。また、細かい仕事を熱心にしてくださった筑摩書房の長嶋美穂子氏に心からお礼申し上げる。

原子力関連の最新情報を知りたい方は、NPO法人原子力資料情報室へのアクセスをお勧めする（東京都新宿区住吉町8―5曙橋コーポ2階B　http://cnic.jp/）。

二〇〇七年八月十五日

柳澤桂子

付記

二〇〇七年七月十六日に起きた震度六の新潟県中越沖地震で、柏崎刈羽原発では火災が起き、微量の放射能が大気と海に漏れた。この発電所は活断層の上に位置していることがわかった。

解説

永田文夫

一九四五年七月、米国ニューメキシコ州アラモゴードにおいて、人類初の核実験が成功。実験責任者のオッペンハイマーは広島、長崎への原爆投下後「科学者は罪を知った」と語ったという。この時以来人類は有無を言わせず「核の時代」に大きく突入してしまいました。ウランの原子核分裂による膨大なエネルギーの解放と同時に、今まで遭遇したことのない核分裂生成物、放射能の出現がありました。世界中で核実験がはじまり、放射能による世界的な汚染が始まりました。原子力の平和利用の名のもと原子力発電が行われ、原発の使用済みウラン燃料からプルトニウムを抽出する再処理工場も稼働を開始しました。以来半世紀、核実験場、各原子力施設周辺の放射能汚染、チェルノブイリ事故などによる地球的放射能汚染が進んできました。

中越沖地震による柏崎刈羽原発事故、青森県六ヶ所村日本原燃再処理工場による放射能放出などにより、我が国でも放射能汚染が現実問題となってきました。日本中で、英仏の再処理工場から返還された高レベルガラス固化体の処分場探しが行われています。まさに私たちは「核の時代」の真っ只中に生きているのです。今や放射能による汚染は避けて通ることができない現実問題になってしまいました。この問題を直視し対応していかなければならない時代なのです。

本書は初版が一九八八年十一月『放射能はなぜこわい――生命科学の視点から』として地湧社から発行されました。わずかな放射線が生命にもたらす影響についてわかりやすく語られております。生命科学者が放射能を論じた貴重な書物であり、多くの人に読んでほしいと思っておりました。しかしこの間、どういうわけか、他の生命科学者から生命への脅威として放射能を警告する図書が発刊されないまま過ぎてきました。このたび「文庫版への長いあとがき」として新情報を加え、『いのちと放射能』と改題されて復刻されることを、大変嬉しく思います。

著者は生命科学者の柳澤桂子さん。コロンビア大学に留学され遺伝学で博士号を取得、帰国後二児の母となられ、三菱化成生命科学研究所でハツカネズミの先天性異常の研究に携わりました。三十代から激しい痛みと全身のしびれを伴う難病を患い、四十代で勤めをやめ、病床のサイエンスライターとして生命科学の著作、そして生と死を見据えた生命倫理に関わる著作を多数著しています。六十代であまりの苦しさから死を考えた時期がありましたが、抗うつ剤の処方により奇跡的に回復されました。この苦しい体験に裏打ちされた人生や社会を見る透徹した思想と、生命への温かい眼差しが相俟って、著書を内容の深いものにしております。

著者がこの本を書こうとした動機は一九八六年四月のチェルノブイリ原発事故を受けてでした。この事故について、柳澤さんは「誰が一番悪いのか考えました。そして、生命科学を研究し放射線の生命への作用を知っているのに何もしてこなかった自分が一番悪いことに気がつきりつ然としました」と書いておられます。そして生命科学の視点から、放射能の危険性を警告している本がないことに気がつき、この著作を著したとのことです。

原子力施設の事故があると決まって「放射能は微量だから安全です。健康への影響はありません。放射能は空海へ拡散して薄まります。放射能は自然界にもあります。自然界で浴びる放射線と比較しても少ないです」など、関係機関や専門家は口をそろえ安全を訴えます。しかし、それは本当なのか、そのように安全と断言できるのだろうかといつも思います。

私たちが最も知りたいのは、生命に及ぼす放射能の影響はどうなっているのかということです。生命への影響についてどこまでがわかっており、どこまでがわかっていないのか、なぜ微量だと安全といえるのか、微量なら本当に危険はないのか、プルトニウムやヨウ素、トリチウムなど、放射能の種類によって生命への作用の違いはないのか、子孫への影響はどうなっているのか……。そこまで説明して安全性を示してくれる人はいません。いつも紋切り型の「専門家が安全と言っているから安全」という論調です。

事故があっても放射能と健康被害の因果関係は証明できないこと、被害はすぐにあらわれないこと、放射能の問題は理解するのが面倒なこと、マスコミが報道しないことなどをよいことに、原子力利用を推進する側はなんとかその場をごまかしやりすごし、事故が時間とともに風化していくことを待っているようです。本当のことを教えないで強引に進めようとする、無責任が横行しているようにも思えます。

この書は、私たちの疑問に対して納得のいくように生命の根本まで遡って、簡潔にわかりやすく教えてくれます。そして、私たち一人一人に厳しい問いかけがあり、考えさせられます。しかし読後はすっきりとした勇気を与えてくれるでしょう。

本書の冒頭は、百五十億年前の宇宙の誕生、そして地球誕生、生命誕生と展開されています。生命は細胞一つ一つに命のもとになる情報テープをもっていること、このテープに「蛙の子が蛙」であるように生き物の性質や形など全てを決める情報が書き込まれている。このテープの本体がＤＮＡであり、これが生命の発生から現在まで伝えられ、これからも未来永劫子孫に伝えられるという。同時代を生きる生き物全てが奇跡的な確率でこの世に存在していることに、命の尊厳を実感します。放射能の生命への作用については、細胞分裂中にＤＮＡが複製されるときが最も放射線に弱く傷つきやすいということ、細胞分裂が盛んな胎児やこどもが最も被害を受けやすいこと、がわかりました。また放射能の種類によっては、体内に入ると甲状腺や骨など、特定の臓器に濃縮されそこが被ばくします。このようなことから放射能は微量でも危険なことがわかります。生殖細胞のＤＮＡに損傷が残ったまま子孫に伝わっていき、この傷が何代も蓄積していくことを、著者は最も心配しています。

専門的内容がわかりやすく書かれてありますが、基礎知識が必要であり、私にはそう簡単には理解できませんでした、何度も読み返し、放射能と生命のイメージを少しずつ描けるようになってきました。放射線によるDNA損傷の蓄積の結果、子孫に何が起こるのか、罪深さとこわいものを感じます。このような重要なことがよくわからないままに原子力政策が進められていることに大きな疑問を覚えました。

後の章では「私たちは浮かれ過ぎてはいないでしょうか。おごり過ぎてはいないでしょうか。欲望は際限なくふくらむことに気づいているでしょうか」など、私たちの生き方考え方についての問いかけが随所でなされています。私たちが立ち止まって考えることを著者は求めており、それがこの本の基調になっているように思いました。サイエンスの本としては珍しく詩や散文が要所にあります。著者は「人間は、ものごとの一つの側面からしか見ることができない」と述べています。サイエンスから見るばかりではなく、広い感性の世界から感じることを願ってのことでしょうか、心がゆさぶられる詩にも出合いました。

「それはこころの問題です」という章があります。「時間的空間的に宇宙というスケールで自分を見つめてみよう」「広大な宇宙とその百五十億年の歴史の一点に生きる私」「すべての欲を捨て去ったときに、人間は人間にとって一番大切なものが何か知るのです」とあります。サイエンスの本でありながら、人の心のあり方、生き方が現在の環境汚染の基になっていることをいみじくも指摘しています。

私は十六年ほど前にこの本に出合い、以来ことあるごとに読み返してきたのは単なるサイエンスの本ではなかったからだと思います。この本はともすれば欲の方向や安易な方向に振れそうな私を、いつも引き戻してきてくれたように思います。

本書の一三一頁から数ページにわたり、青森県六ヶ所村核燃料再処理工場について、その危険性や問題点が指摘されております。この問題に取り組んでいる者として、少し補足させていただきます。

次頁の図をご覧下さい。一九八一年から一九八五年の、欧州委員会発表の図をもとに作成したものです。ヨーロッパ周辺海域における、表面海水の放射性セシウムによる汚染分布図です。この主な汚染源は英国セラフィールド再処理工場とみなされています。周辺諸国からの抗議があり、現在は放射能の放出が大幅に減少しているとのことですが、それにしても考えられない広域の海洋汚染がありました。このような汚染がもし日本沿岸で起きたなら、日本の漁業はどうなっていくのでしょうか。

六ヶ所村の再処理工場は、フランスのラ・アーグ再処理工場の技術を採用しているのでこれほど酷くはならないでしょうが、油断できません。なぜなら、英仏の再処理

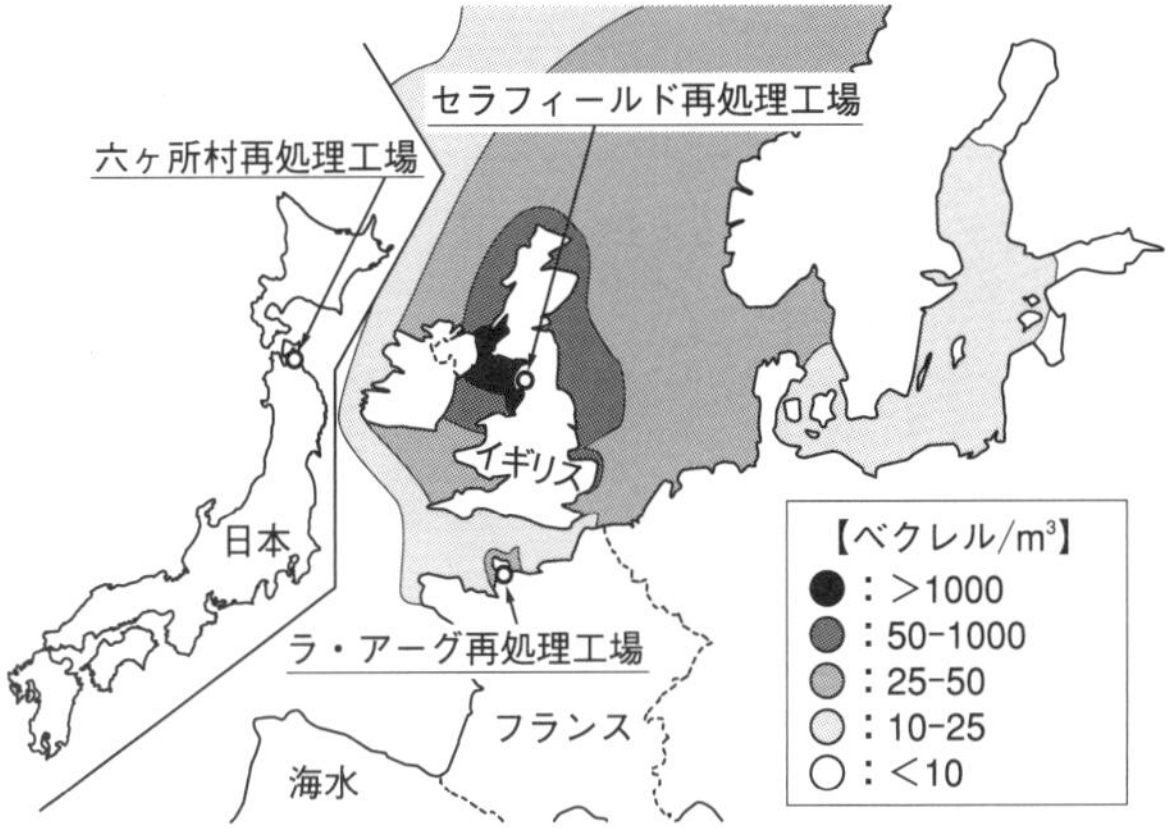

図　ヨーロッパ海域表面海水のセシウム137濃度（1981-1985）
（比較のため日本を同じ縮尺で記入）
EU委員会Radiation protection132を基に作成

工場周辺では高率な白血病の発生が、政府によっても確認されているからです。しかし、両政府とも工場との因果関係は認めておりません。英仏の両工場には日本の原発から出た使用済み燃料が七一〇〇トンも送られ、再処理されているのです。ヨーロッパの海域の汚染や人々の健康被害に、日本も深く関わっていることに思いを致してください。英仏で再処理され副生する高レベルガラス固化体は、日本に返還され六ヶ所再処理工場で保管されています。このガラス固化体の側に立つと数秒で死亡するとのこと、四十年ほど冷却したのち、地下深く埋めてしまおうとしています。これは数万年、生命環境から隔離しなければなりません。今から数万年前とは、新人（ホモ・サピエンス）が出現したころです。その候補地は、数十億円の交付金がセットになって公募されています。先ごろ、高知県東洋町では誘致計画が持ち上がりましたが、反対する町長が町長選で選ばれて決着がつきました。

現在、国は、候補地を必死で探しています。この最終処分場が必要なことは当初からわかっていたのですから、国民に事実を知らせ処分場を決めてから原発政策を進めるべきだったのです。地震国日本で、数万年も安定した地層はあるでしょうか、受け入れる自治体はあるでしょうか。処分地の決定はとても難しいことです。

米、カナダ、北欧、ドイツは使用済み燃料を再処理せずそのまま保管する政策をとっています。この方式にしても使用済み燃料を数万年の間、管理しなければなりませんが、再処理をし環境を汚染するよりはましな選択です。完全な埋め捨てにはせず、科学技術の進歩を待ち、その時点で取り出し再利用も可能にしておくようです。

六ヶ所再処理工場では本格操業を目前に試験運転中です。二〇〇六年四月から、海に空に、放射能が放出されはじめました。海には一回につき約六〇〇㎥で、一年に六十回放射能廃液が放出されました。廃液中のトリチウム濃度は、平均して原子力発電所の限度値の約二百五十倍でした。本格操業になると、一日おきに限度値の二千七百倍もの濃度で放出される計算になります。

空にはクリプトン85が大量に放出されています。一年で、国内原発五十五基から放出される希ガス（クリプトンを含む）総量（二〇〇五年度）の約一万七千倍の量が、排気筒を通して出されたのです。このような非道な放射能の環境放出がなされても、法に触れないのは、再処理工場の放射能規制法があまりに非現実的なものだからです。

再処理工場では、海洋放出口や排気筒など、放出口での放射性物質の濃度規制をしていないのです。大気へ放出されるクリプトン85は、工場敷地外モニタリングステーションで測定監視しています。法規制濃度限度は一m³当たり一〇万ベクレルです。クリプトン85のバックグラウンド（自然状態の値）は一m³当たり約二ベクレルですので、なんと五万倍（！）まで容認されているのです。これでは排気筒からどんな高濃度のクリプトン85を放出しても規制限度を超えることはないでしょう。

海洋へは沖合三キロメートル、水深四四メートルから廃液を放出しています。海中での監視はなく、陸上の測定点で三カ月の積算量を測定し監視することになっているだけです。これでは、放射能の規制ではなく垂れ流しを国が容認している法律です。

このような「国による不法行為」がなぜまかり通っているのでしょうか。一つには原子力（核燃料サイクル）を最優先させる国のエネルギー政策があります。その背景には、大規模予算に群がる官僚、政治家、電気事業者、大企業の緊密な利権関係があげられます。また再処理によって抽出されるプルトニウムを、将来軍事利用しようと目論む勢力の存在もあげられるでしょう。

このため、原子力安全委員会の委員を、原発建設を推進する身内で固め、原子力を監視規制する原子力安全保安院を、推進機関の経済産業省内に位置づけているのです。原子力はこのように業界側に偏った利権構造による強固なシステムになっています。

放射能による環境汚染の監視については、本来環境省により監視すべきなのですが、放射能を環境規制対象からはずし経済産業省管轄とし、甘い規制により原子力政策を強引に進めているのです。著者が心配する遺伝子の傷の蓄積、胎児・幼児への影響など全く考慮しない姿勢です。

この強固なシステムの改革はなかなか困難にも思えますが、著者は、問題は人々の心だ、肩書きは人間を弱くし不自由にする、一部の人を責めるのではなく、ともに解決に向けて努力することが大切だ、と訴えております。政治的な力によるシステムの改革を求めつつも、公僕としてのあり方、企業や人としての道、子孫の幸せなど、粘り強く関係者の良心に訴え、相手の自覚を待つことの大切さを忘れてはなりません。このことが真の問題解決につながっていくものと思います。

三陸沿岸中心部に位置する岩手県宮古市の重茂《おもえ》漁協は、二〇〇七年六月の総会で六ヶ所村再処理工場の稼動に反対し、首都圏の消費者団体などと連携し海を守る運動に立ち上がりました。合成洗剤の使用を控えるなど、大切に守り育ててきた清澄な海に、再処理工場から放射能廃液を垂れ流されることは「死活問題」だとして、周辺漁協へも呼びかけ、運動を進めることになっています。風評被害は、海産物の分析値で解消できるが、実際に放射能が検出されたときはどうなるのか。漁協が一丸となり今から運動していこうという勇気ある決断です。私たちはこの漁民の願いを真剣に受け止めていかなければならないと思います。

チェルノブイリ事故から二十年余りが過ぎましたが、その被害については本書でも触れられています。現在もガン死をはじめ身体虚弱、免疫力低下などの健康被害が進行し、子どもたちをはじめとする人々の深刻な状況が報告されています。

二〇〇五年六月、米国科学アカデミーは「被ばくには、これ以下なら安全と言える量はない」ことを、大規模疫学調査に基づき公表しました。このような権威ある機関の報告が出たのですから、これが否定されない限りは原子力政策も慎重に見直されなければならないはずです。しかし、国はこのことを全く無視して原子力政策を進めようとしています。私たちが岩手県滝沢村の医療用放射性廃棄物処理工場計画に疑問を持ち運動を始めたこと、また同施設敷地内における研究用放射性廃棄物処理工場の計画に反対し、運動をしてきた原点は、米国科学アカデミーや本書の著者が「少量の放射線でも危険」と訴えておられるところにあります。「微量」の放射能を問題にしてきた私たちにとり、六ヶ所村再処理工場から環境への放出放射能の数値は桁違いであり、とても容認できるものではありません。

この環境の世紀に「海や空に大量の放射能を流す」行為を国家が認めている。海の生態系のアセスメントすらしようとせずに放出が始まっている。まさに自然への冒瀆です。このまま進められ本格操業になることは許されません。後々、大きな代償を払うことになるでしょう。行政は、有機水銀で人々の生命や健康や生活を破壊した水俣の教訓を全く生かしていません。

私達には子々孫々平和に穏やかに暮らしていく権利があり、行政にはこれを守らなければならない義務がある筈です。放射能や様々な汚染から、未来永劫、国土や海を守っていく事こそが真の国是であり、今を生きる私達の務めだと思います。大気の汚染や海洋の汚染を考える時、県境や国境は何の意味も持ちません。

多くの大切な命を育む、天恵の海、そして空が、放射能汚染から守られ、皆が安心して生活出来るようにしましょう。

本書の著者柳澤さんの言葉をもう一度噛みしめましょう。「子孫に美しい地球を残すために世界の人々と手を取り合って、ひとりひとりが自覚して行動する勇気をもとうではありませんか」

（三陸の海を放射能から守る岩手の会　世話人）

本書は一九八八年十一月、地湧社より刊行された。
（原題『放射能はなぜこわい―生命科学の視点から』）

ちくま文庫

いのちと放射能《ほうしゃのう》

二〇〇七年九月十日　第一刷発行
二〇一一年九月五日　第七刷発行

著　者　柳澤桂子（やなぎさわ・けいこ）
発行者　熊沢敏之
発行所　株式会社　筑摩書房
東京都台東区蔵前二―五―三　〒一一一―八七五五
振替〇〇一六〇―八―四一二三
装幀者　安野光雅
印刷所　三松堂印刷株式会社
製本所　三松堂印刷株式会社

乱丁・落丁本の場合は、左記宛にご送付下さい。
送料小社負担でお取り替えいたします。
ご注文・お問い合わせも左記へお願いします。
筑摩書房サービスセンター
埼玉県さいたま市北区櫛引町二―六〇四　〒三三一―八五〇七
電話番号　〇四八―六五一―〇〇五三

ISBN978-4-480-42360-3 C0140